머리에서 발끝까지 예뻐지는
부분 다이어트

머리에서 발끝까지 예뻐지는

부분 다이어트

Dr. 신상만 · 김선민

가림출판사

부부 한의사인 신상만 님과 김선민 님이 공동 집필한 이 책은 저자들이 한방으로 비만치료를 해오면서 쌓아온 임상경험과 일화를 통해 한방다이어트로 예쁘고 날씬하게 다시 태어날 수 있도록 안내자의 역할을 할 것이다.

Dr. 신상만

경희대학교 한의과대학을 졸업하고, 부속한방병원에서 전문수련의 과정을 거쳐 동 대학원 내과학 박사학위를 취득하였다. 현재 연신내 로데오거리 앞에서 실로암한의원을 개원중이다.

비만치료시 살찌기 쉬운 체질과 그렇지 않은 체질의 치료반응성의 차이를 보고 맞춤 비만치료의 중요성에 대해 역설하였다.

"다이어트는 '시작이 어떠했는가' 보다 '끝까지 완주했는가' 가 더 중요하다. 단시간에 아무리 5kg 감량에 도달했다 해도 힘들어서 중간에 포기하는 한 1년 후 모습은 이전과 다를 바 없거나, 더욱 뚱뚱해져 있을 것이다. 잠자는 것, 먹는 것, 걷는 것, 직장생활 모두가 다이어트 성공에 영향을 미친다."

Dr. 김선민

경희대학교 한의과대학을 졸업하고, 부속한방병원에서 수련의 과정중에 Dr. 신상만을 만나 결혼하였다. 동 대학원에서 박사학위를 취득하고 동경대 의학부 연구원, 야후! 코리아 건강과 의학담당 서퍼를 역임하였으며, 비만치료 전문한방병원인 기린한방병원에서 진료부장으로 있었다. 현재 한의원을 개원중이다.

"다이어트에도 기초실력이 필요하다.

인체 내 음식물 대사과정, 지방축적 및 분해에 대한 이해가 있으면 남들보다 힘들이지 않고 다이어트 성공의 문턱을 넘을 수 없기 때문이다.

아로마, 스트레칭, 마사지 등을 활용하면 즐기는 기분으로 다이어트에 임할 수 있어 자칫 처지기 쉬운 다이어트에 활력을 불어 넣어줄 것이다."

'확실히 부자 되는 법'을 가르쳐준 어느 라디오 방송의 게스트가 있었다.

"부자가 될 때까지 사는 것입니다!!"

부자가 될 때까지 죽지 않고 조금씩 조금씩 돈을 모으다 보면 어느 새 돈이 많이 모일 것이라는 뜻일 것이다. 그런데 인생은 유한하기에 그 실현의 어려움이 있다고 할 수 있다.

'확실하게 다이어트에 성공하는 법'은 이와 달리 '일단 날씬해지고 나서도 죽을 때까지 계속 긴장을 늦추지 않는데' 있다.
날씬함을 유지하기 위한 항상성 있는 긴장감.
이를 제대로 유지하기 위해서는 다이어트에 대한 기초지식도 필요하고, 자신의 체질을 바로 알아야 하며, 제대로 먹는 법과 효율적으로 몸을 움직이는 법도 기억해야 한다.

지금과 같은 멀티시대에 아름다움과 건강이라는 두 마리 토끼를 함께 잡을 수 있는 '멀티다이어트'가 모두의 관심사가 되는 것은 당연한 일이다.

뚱뚱해서 건강이 위협을 받기에 살을 빼고 싶은 사람도 있지만 별로 뺄 게 없을 것 같은데 옷을 예쁘게 입고 싶어서, 치마를 입어보고 싶어서 부분다이어트를 시도하는 사람들도 많다.

이 책은 비만의 원인과 문제점, 해소법, 부위별 살빼기 등을 주로 한방적인 관점에서 바라본 책이다.

그러므로 수많은 다이어트법의 홍수 속에 중심을 잃고 달려가는 젊은 여성들에게 다이어트의 기본기를 다시 다지도록 하는데 도움이 될 것이다.

지금까지 비만진료 및 인터넷상담을 통해 쌓은 임상경험을 바탕으로 여러 가지 예를 들어가며 이 책을 읽는 독자들이 이해하기 쉽도록 풀어 쓰려고 애썼다.

아침마다 애정을 가지고 자신의 얼굴을 바라보듯이 자신의 몸 또한 애정을 가지고 가꿀 수 있는 계기가 되는 책이 되었으면 좋겠다.

2002년 12월

신 상 만

"비만치료는
시작이 어떠하였는가보다
끝까지 완주하였는가가 더욱 중요하다.
남들보다 조금 빨리 뺐다고 해도
목표체중에 도달하기 전에 다시 찌는 한,
날씬함과 점점 멀어질 뿐이다."

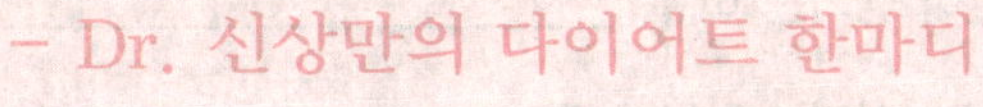

- Dr. 신상만의 다이어트 한마디

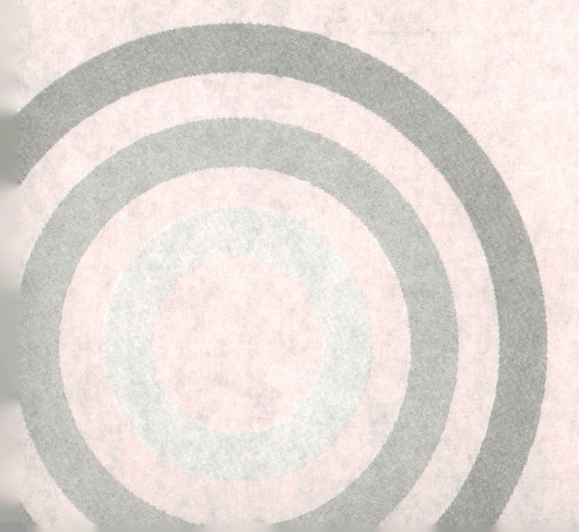

CONTENTS

제4장 부분 살빼기

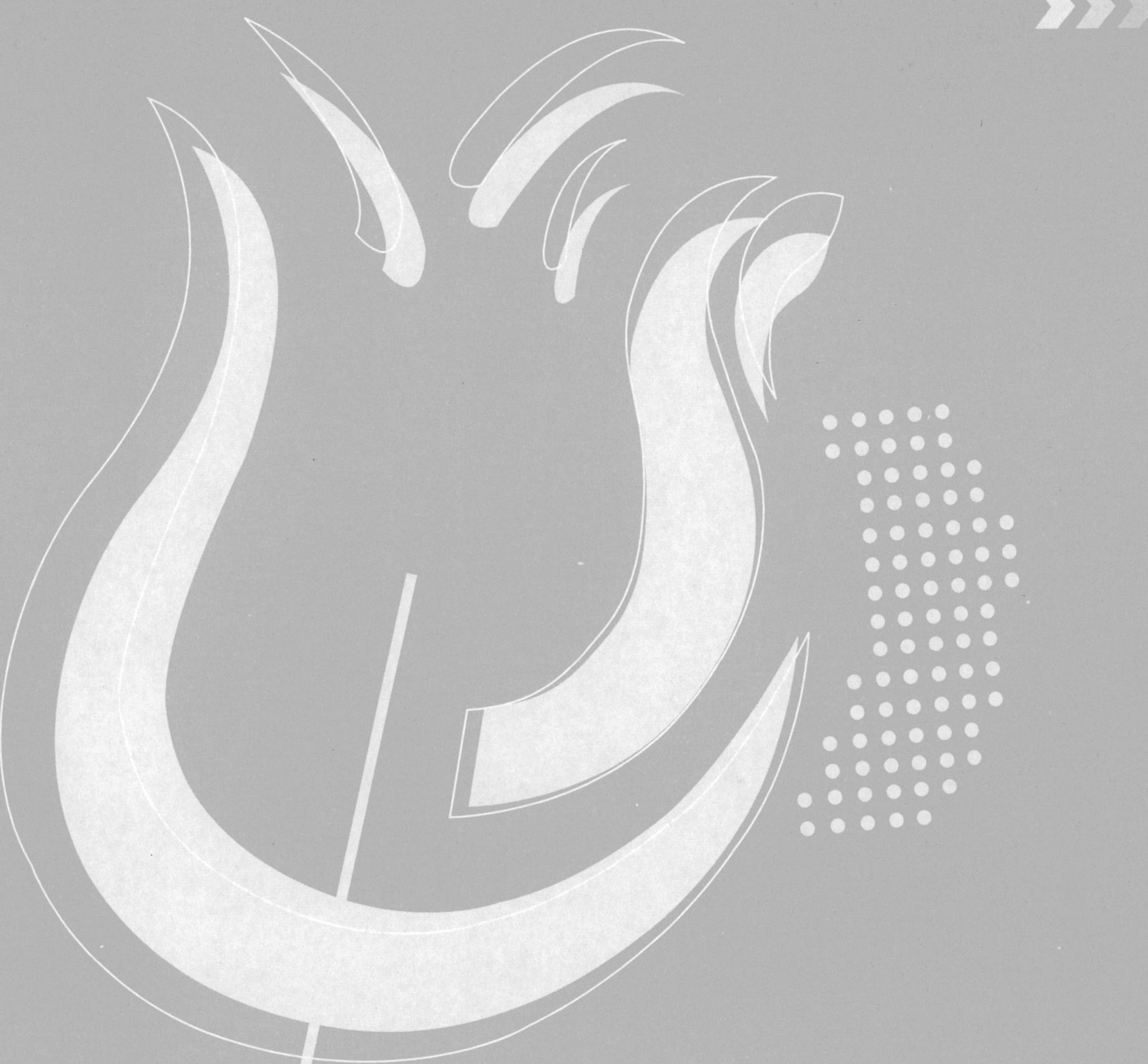

제 1 장

비만진료실

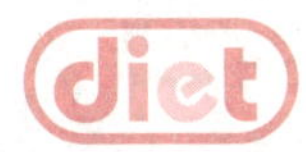

1. 나, 비만인가요?

　현재 비만으로 인한 합병증이 없는 상태라고 해도, 체중관리는 건강유지에 가장 기본적인 차원이므로 자신의 연령 및 키에 맞는 표준 체중을 아는 것은 건강관리에 많은 도움이 된다. 다만, 표준 체중이란 시대 및 지역적 특성에 따라 변화할 수 있다는 여유 있는 시각으로 바라보는 것이 바람직하다.

　1959년, 미국의 메트로폴리탄 생명보험회사에서 수십 만 명의 체중 및 이환율, 사망률 등을 조사하여 가장 적정한 체중, 즉 소위 표준 체중을 제시하였다.

　1983년, 메트로폴리탄 생명보험회사가 새롭게 얻은 데이터를 기준으로 표준 체중표를 개정했는데, 가장 낮은 사망률을 보이는 체중이 종래의 데이터보다도 약간 증가했기 때문에 각각의 연령층에 있어서 적정한 체중이 약간 무거운 쪽으로 이동되어 있었다. 새롭게 제시된 적정 체중은 이전의 데이터보다 최대 6.8kg이나 더 나갔다.

　표준 체중을 높인 이 개정에는 일반 사람들에서 전문가에 이르기까지 개정을 찬성하는 의견부터 개정에 대해 회의적이고 부정적인 의견까지 다양했다고 한다. 표준 체중이나 건강하다고 여겨지는 체중치에 대해서는 지금도 일치된 의견이 없다.

　위와 같은 사실을 감안하면서 비만도를 검사하는 다음 방법들을 참조하면 자신의 체중감량 목표를 세울 때 보다 합리적으로 계획을 세울 수 있을 것이다.

브로카 공식으로 신장과 체중만 알면 간단하게 구할 수 있다.

▶ **표준 체중 = (신장 − 100) × 0.9**

즉 자신의 신장이 160cm라면, 160에서 100을 뺀 60에다 0.9를 곱한 54kg이 표준 체중이 된다. 그런데 이 방법을 사용하면 키가 작은 사람에게서는 표준 체중이 낮게 나오고, 키가 큰 사람에게서는 표준 체중이 높게 나오게 되므로, 여기서 나오는 표준 체중이 절대적인 표준 체중이라고 생각하지 말고, 참고하는 선에서 그치는 것이 좋다. 10 ~ 20대의 경우, 여성인 경우, 골격이 작은 경우 결과 체중에서 1kg씩 빼야 적절한 표준 체중이 나온다.

>>> 비만도 구하는 법

표준 체중에 비해 자신의 실제 체중이 얼마나 초과하고 있는가의 비율을 구하면 자신의 비만도를 알 수 있다. 즉 자신의 실제 체중과 표준 체중과의 차이를 표준 체중으로 나누어 100을 곱하면 된다. 그러면 표준 체중으로부터 몇 %가 초과했는지 쉽게 알 수 있다. 일반적으로 표준 체중에서 10% 안팎을 정상범위라고 보며, 10% 이상 초과할 때를 과체중, 20%를 초과할 때 비만이라고 한다. 30%를 초과하게 되면 고도비만이라고 진단한다.

▶▶▶ 신체질량지수를 구하는 법

신체질량지수는 BMI(Body Mass Idex)라고 하며, 체지방률 및 건강위험도를 반영하는 지표라고 할 수 있다. 표준 체중보다 비만의 정도를 잘 나타낼 수 있어 진료시 많이 참고되는 값이다. BMI는 체중(kg)을 신장(m)의 제곱으로 나눈 값이다. 예를 들어 신장이 160cm(1.6m)이고 체중이 70kg인 사람은 70을 1.6을 제곱한 값인 2.56으로 나누면 된다. 즉 70/2.56=27.3이 된다. BMI가 25 이하일 때를 정상으로 보며, 27을 넘으면 비만합병증이 나타날 위험성이 있으므로 건강이 위협을 받기 시작한 상태라고 보면 되고, 30 이상이면 고지혈증·지방간·당뇨병 등의 비만합병증이 많이 발생하며, 35 이상이면 매우 심한 비만상태라고 볼 수 있다.

▶▶▶ 복부비만

복부비만검사는 지방의 분포로 비만의 유형을 결정하는 방법으로, 임상적으로는 간단히 엉덩이 둘레 대비 허리 둘레인 복부둔부비(WHR)로 나타낸다. 엉덩이에서 제일 많이 튀어나온 부분의 둘레와 배꼽을 지난 허리 둘레를 측정하여, 허리 둘레를 엉덩이 둘레로 나누게 되는데 이렇게 해서 성립된 값이 복부둔부비이다.

예를 들어 허리 둘레가 88cm이고, 엉덩이 둘레가 95cm라면 88cm/95cm=0.92가 된다. 여자는 0.85 이상이면, 남자는 0.95 이상이면 복부비만으로 판정하며, 복부비만을 해소하기 위해서는 적극적인 체중조절 및 식사요법이 필요하다.

diet

2. 마른 비만도 있어요

비만상담을 하다보면 '○○kg까지 빼고 싶어요' 라든지, '난 50kg밖에 안 나가는데 몸무게는 그냥 두고 허벅지만 조금 빼고 싶어요' 라든지, '난 비만은 아닌데요 어깨가 결리고, 몸이 무거워요' 라는 말을 자주 듣는다.

그럼, 어떤 상태가 '비만' 이며, 비만치료시에는 어디까지 빼야 하는가? 꼭 한 번 생각해 볼 일이다. 쉽게는 자신의 체중이 표준 체중보다 많이 나가면 비만이라고 생각하게 된다. 그러나 체중이 비만상태를 정확히 알려주지는 못한다.

비만의 정확한 의미는 '체지방이 정상보다 많은 상태' 이다.

이렇게 되면, 지방은 근육보다 훨씬 가벼우므로 몸무게는 얼마 안 나가도, 지방이 많이 쌓여서 뚱뚱한 사람들이 꽤 나오게 된다. 특히 현대처럼 패밀리레스토랑이 유행하고, 잦은 회식과 야식생활에 젖어 지내다 보면 체중은 별로 안 늘었는데, 옷이 꽉 끼는 경험을 누구든 한 번쯤 하게 된다. 이런 경험이 몇 번씩 반복되면 어느 새 몸에 지방이 많이 쌓인 소위 '마른 비만' 이 되어 버린다.

몸무게는 얼마 안 나가도 체지방이 몸에 많이 쌓여 있기 때문에 혈액순환이 잘 안 되어 몸이 여기 저기 찌뿌드드하고 어깨가 결리며, 두통 증상이 나타나게 된다.

항상 몸이 무겁고, 얼굴이 부은 듯하다면 비만도검사를 받아 볼 필요가 있다.

　이와 달리, 운동선수들이 체중을 줄이려고 오는 경우도 가끔 있는데, 이런 사람들은 덩치는 커보여도 뜻밖에 비만의 범주에 속하지 않는 경우도 종종 있다. 근육량이 많기 때문에 몸무게가 많이 나가는 것이다. 살을 빼고자 하는 이유는 과도한 지방축적에 의한 비만합병증 때문이기도 하지만, 체중이 많이 나가는 자체가 관절에 부담이 되어서, 또 빼놓을 수 없는 이유 한 가지는 보다 예뻐지기 위해서 이다.

　근육량이 많기 때문에 체지방률 차원에서만 볼 때는 비만의 범주에 들지 않는 경우라도, 미적인 차원에서는 전체적 볼륨을 줄이기 위해 치료의 대상이 되는 경우도 있다. 그러나 이와 같이 평소 운동을 많이 하여 근육이 잘 잡혀 있어서 체중이 많이 나가는 경우에는 의학적 정의상 '비만'이라고는 하지 않는다.

　비만의 판정은 체지방률을 근거로 하여 한다.

비 만 진 단	체지방률	
	여 성	남 성
마 름	20% 미만	15% 미만
표 준	20~25%	15~20%
경도비만	25~30%	20~25%
치료가 필요한 비만	30% 이상	25% 이상

체지방률에 근거한 비만진단을 활용하게 되면, 뜻밖에도 보기 좋은 몸매를 가진 여성이 비만인 경우가 종종 있다.

특히 부분비만 치료를 위해 찾아오는 환자들의 경우, 얼굴과 상체는 말라보여도 체지방률이 25% 이상인 경우가 많다. 복부 및 하체에 지방이 많이 축적되어 있기 때문이다.

이런 경우에는 체지방을 줄이고 근육량을 늘려가는 치료를 하면서 체형도 함께 잡아가야 하기 때문에 치료가 가장 난해하다. 무작정 규칙적으로 잘 먹고 운동만 하게 되면 전체적인 근육량이 늘어나므로 체지방률은 떨어지지만, 체지방량이 그대로 있기에 오히려 전체 체중이 늘어나게 된다.

그렇다고 식사요법에만 치중하다보면 원래 지방이 많이 쌓인 부위는 그대로 있고, 평소 잘 빠져서 더 이상 빼지 않아도 되는 얼굴, 가슴 부위만 줄어들게 되어 오히려 부분비만이 도드라져 보이게 된다.

마른 비만에 속하는 사람은 체지방을 줄이기 위한 식사요법과 근육량을 늘리는 운동을 병행하되, 예쁜 체형을 위해 지방분해침을 병행하여 치료하는 것이 좋다.

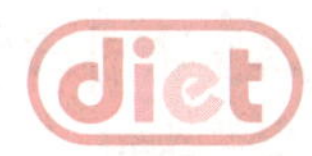

3. 왜 나만 살이 찔까?

"선생님, 전 별로 먹지도 않는데 살이 쪄요."

비만진료를 하면서 자주 듣게 되는 하소연이다. 그럴 때면 자주 이런 이야기를 들려주곤 한다.

"왜 어떤 사람은 먹어도 먹어도 날씬 그 자체이고, 어떤 사람은 물만 먹어도 살찌는지, 여기서 잠시 인류의 역사를 거슬러가 그 수수께끼를 풀어봅시다.

우리가 학교에서 배운 역사에 따르면 인류의 선조는 300만 년도 더 전에 탄생했다고 하지요. 당시 인류의 생활은 배고픔과의 싸움이었을 것입니다. 수렵시대에는 힘이 센 부족의 리더가 잡아온 사냥감을 여러 사람이 나누어 먹었을 거에요. 지금 먹고 나면 언제 다시 먹을 수 있을지 모릅니다. 그래서 먹을 수 있을 만큼 배불리 먹고, 사용되지 않는 에너지는 지방조직 속에 축적하게 되었겠지요. 지방으로 축적하는 것이 가장 에너지효율이 높으니까요. 다음 식량을 구할 때까지 지방조직을 조금씩 분해해서 에너지원으로 사용하구요.

같은 양을 먹어도 지방에너지로 많이 축적할 수 있다면 그만큼 생존가능성이 높아졌을 것입니다. 적게 먹고도 다른 사람보다 힘을 더 많이 쓸 수 있으니 당연히 그 그룹의 리더가 되었을 것입니다.

적자생존이라는 말이 있지요. 먹자마자 에너지를 많이 분출하고마는 사람들은 자연스럽게 그 그룹의 하부조직에 위치하게 되고, 섭취한 에너지를 조금만 사용하고도 보다 많은 일을 할 수 있는 사람, 즉 에너지 효율이 높은 사람은 그 그룹의 지도자가 되어 소위 '잘 나가는 사람'으로 부러움의 대상이 되었을 것입니다. 그런데 이런 사람들이 현대의 '비만체질'에 속하는 사람입니다.

더 이상 굶주림에 대한 염려가 없다는 것을 우리의 머리는 알지만, 몸은 유전자에 새겨진 계획대로 움직이므로 아직도 기아의 위험 속에 인류가 살아가고 있다고 인식하고 있습니다. 음식을 먹게 되면 에너지를 남겨서 차곡차곡 지방세포 안에 쌓고자 하는 경향을 그대로 유지하고 있다는 것이죠.

기아에 대비하여 지방을 축적하기 위해 생긴 유전자. 이 유전자에 의한 뛰어난 생존 메커니즘이 '포식'이라는 초기인류의 예상 밖의 사태에 대응하지 못해서 생겨난 것이 '비만증'입니다.

그런데 우리가 알고 있는 일반상식은 이런 사람들에게조차도 '하루 세 끼를 규칙적으로 먹으면서 운동으로 살을 빼야 다시 살이 안 찝니다'라고 획일적 비만치료론을 반복합니다.

머릿속에 '건강해지려면 세 끼가 기본'이라는 인식이 남아 있는 한 체중을 줄이기는 힘들 것입니다. 왜냐하면 현재의 뚱뚱한 '나'는 '에너지를 절약하는 체질'을 타고난 사람이니까요."

"그럼 전 어떻게 해요. 계속 굶주리며 살아야 하나요?"

내 말을 잠자코 듣고 있던 환자의 다음 반응이다.

"에너지 절약 체질은 아침식사와 점심식사, 이렇게 두 끼를 기본으로 하고 저녁식사는 특별한 날에만 허용하는 옵션이라는 사고전환이 필요합니다.

그 동안 그렇게 많은 뚱뚱한 사람들이 수없이 많은 다이어트를 반복하고도 '날씬함'에 도달하지 못한데는 이러한 사고전환이 없었기 때문입니다.

수렵시절 똑같이 굶어도 살아 남을 수 있는 사람과 죽을 수밖에 없었던 사람의 체질차이를 인정한다면, 포식시대인 현대에 세 끼를 먹으면 뚱뚱해질 수밖에 없는 체질과 먹어도 먹어도 깡마른 체질이 엄연히 존재한다는 것을 인정해야 합니다. 뚱뚱한 채로 세 끼 배부르게 먹으며 살고 싶은지, 좀 적게 먹어도 날씬하게 살고 싶은지 잘 생각한 후에 다이어트를 시작해야 합니다. 먹는 게 너무 좋으면, 날씬한 자신의 몸보다 더 좋다면 다이어트는 평생 시작하지 않는 것이 오히려 더 낫습니다."

이렇게 해서 나는 "절대 다이어트 하지 말라."는 말로 상담을 마무리하는 편이다. 그만큼 우리의 머리와 몸이 '따로 노는 일' 때문에 수차례 다이어트 실패를 경험하는 사람들을 많이 보아온 탓이다.

다만, 굶어 죽는 것은 우리가 선택할 수 없었던 환경 탓인 반면, '먹어서' 살찌는 것은 우리의 선택 결과이기에 비만의 책임소재는 자신에게 돌아간다는 것을 기억해야 한다.

여기서 중요한 것은 '많이 먹어서'가 아니라 '내가 타고난 체질보다 많이 먹어서'이다. 뒤집어 생각하면 '타고난 체질만큼 먹는다면 날씬해질 수 있다'가 된다.

언제나 그렇듯 선택은 '나'에게 달려 있다.

"뚱뚱해도 좋아, 먹어버려?"

"배고픈 건 싫지만 뚱뚱한 건 더 싫어."

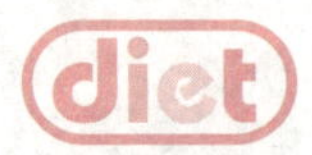

4. 지방을 통째로 날려버려!

"요놈의 지방 때문에 죽겠어요. 지방을 영양소에서 아예 없애버리면 안 될까요?"

우리 몸 속에 지방이 얼마나 쌓여 있는지가 비만의 진단기준이 되다 보니 지방을 '원수처럼 미워하는 지방포비아족'이 생겨났다.

우리 몸에서 지방을 아예 다 빼버리고, 지방을 쌓아놓는 지방세포들을 완전히 제거해버리면 어떨까? 3대 영양소에서 지방도 아예 빼버리고. 그러면 지방이 다시 쌓일 염려도 없을테고…….

귀가 솔깃해지는 방법이고, 이렇게 하면 비만과의 싸움에서 벗어날 수 있을 것 같은 그럴 듯한 이야기이다.

하지만 지방은 우리 몸의 구성요소 중 매우 중요한 부분을 차지하고 있다. 인체의 기본 구성단위인 세포의 세포막도 지질로 이루어져 있다.

또한, 지방은 주위의 극한 온도 변화에도 체온을 일정하게 유지하도록 하는 보온 기능을 해준다. 뿐만 아니라 생존에 필요한 에너지의 훌륭한 저장창고로서 인체 대사 유지에 중요한 역할을 담당하고 있다.

우리는 살아 움직이는 유기체이므로 끊임없이 태워야 하는 에너지원이 필요하다.

만약 먼 옛날 인류가 에너지 저장원으로서 지방이 아닌 단백질이나 탄수화물을 선택했다면, 우리의 몸은 지금의 몇 배가 되어야 했을 것이고, 뼈대는 이를 견디지 못하여 직립보행은 꿈도 꾸지 못했을 것이다.

적절함의 미덕, 중용의 미덕이 우리 몸에서도 그대로 적용되니, 바로 지방의 양을 예로 들 수 있다. 여성의 경우 신체의 23% 정도, 남성의 경우 15% 정도의 지방축적이 적당하다.

건강한 신체를 유지하기 위해서는 탄수화물, 지방, 단백질을 60~65%, 20~25%, 15%의 비율로 섭취하는 것이 좋다.

만약 지방을 빼고 탄수화물과 단백질만 섭취한다 해도 우리 몸은 탄수화물을 지방으로 바꾸어 지방세포 내에 저장하도록 프로그래밍되어 있다.

튀김, 피자, 빵, 아이스크림, 초콜릿, 닭고기 등 기름기 많은 음식만 즐겨 먹지 않는다면 적당한 양의 지방이 함유된 음식을 즐길 수 있는 여유도 필요하다.

즐거운 마음으로 먹는 음식이 우리 몸에서 더 잘 탄다는 것도 기억해두자.

5. 전체 지방을 줄여야 부분비만도 빠진다

비만클리닉을 찾는 여성 중에는 특정 부위의 사이즈감소를 원하여 내원하는 사람들이 많다. 이를 흔히 부분비만이라고 한다. 체중은 정상이면서 신체의 도드라진 한 부분만 마음에 들지 않아서 그 부위만 빼달라고 찾아오는 경우에는 심한 고도비만보다 상담이 더 어려울 때가 있다.

"부분비만도 종합치료가 필요합니다."
"저는 침만 맞고 싶은데요."

부분비만 치료를 위해서는 전체 체중도 함께 조절해야 함에도 불구하고, 많은 사람들이 그 부위에 침만 맞으면 모두 해결될 것이라고 기대하고 찾아온다.

부분비만 해소를 위해 지방흡입술을 하고서도 만족스럽지 못해서 찾아오는 경우도 종종 있다. 둘 다 같은 맥락이다. 문제 부위를 치료 받으면 그 부위의 지방이 모두 녹아 없어질 것이라는 환상을 가지고 시작하기 때문에 결국 다이어트에 실패하게 된 것이다.

지방흡입술 후에 몸매 유지를 잘하고 살이 찌지 않는 경우는 다행이지만, 그렇지 못한 경우에는 오히려 일그러진 부분비만이 되어 버리는 경우도 있다. 지방흡입술로 원하는 부위의 지방을 제거했다고 해도 전체 지방축적에 영향을 미치는 생활습관의 변화가 일어나지 않았으므로, 결국 다시 찌게 된다. 지방흡입술을 한 부위는 지방세포 자체가 많이 제거되었으므로 지방조직의 증가가 뚜렷하지 않다고 해도, 남아 도는 영양분이 지방으로 축적되는 대사기전까지 막을 수는 없으므로 수술 근접부위의 체지방 축적량이 많아져, 불균형한 지방분포를 나타내게 되는 것이다.

침 시술로 부분비만을 치료하는 경우에는 지방흡입술처럼 한 번에 지방세포를 제거하는 효과가 없다. 지방분해침의 경우 지방세포는 그대로 두고, 지방세포 안에 쌓인 중성지방을 분해하는 치료이다.

그러므로 침 시술 몇 번에 몇 센티미터 감소라는 공식 치료결과를 한마디로 말할 수 없다. 식사요법이 동반되지 않는 한 사이즈감소 효과도 미미하다.

전체적인 지방감소가 이뤄져야만 신체 구석구석에 불필요한 지방을 감소시킬 수 있고 원하는 부위의 살도 뺄 수 있으므로 부분비만 치료시에도 다이어트의 기본요소인 식사요법, 유산소 운동이 필수적으로 동반되어야 한다. 그래야만 미미한 치료효과가 아닌, 만족스런 체형을 만들 수 있다.

부분비만 치료, 식사요법, 운동요법이 조화되어야만 비만치료가 가능하다.

6. 뚱뚱하면 보험 들기도 힘들어

첫아이가 태어나면서 어린이 건강 및 안전에 대한 관심이 부쩍 늘었다. 우리 아이에게 가장 좋은 환경을 만들어 주기 위해서 최선을 다해야지 하고 마음먹고 있는데, 이전부터 알고 지내던 보험설계사에게서 어린이 보험에 가입하라는 전화가 왔다.

어떤 보장을 해주는지 이것 저것 알고 싶기도 해서 직접 만나 상의하는데, 첫눈에 보이는 가입금액이 지금 가입하면 내년에 가입하는 것보다 보험료가 비싸다는 것이었다.

'엥? 1년 먼저 보험을 드는데 왜 보험료가 10% 가까이 더 비싸지?'

그 직원의 설명에 따르면, 보험회사에는 연령별·성별로 각 상해 및 사망위험률을 철저하게 조사한 자료가 있다고 한다. 태어난 지 1년이 안 된 아기의 경우 돌이 지난 아기에 비해 사고발생률이 높기 때문에 보험료가 그만큼 더 비싸진다는 이야기다.

나의 이해를 돕기 위해 덧붙여 하는 말은 더 흥미로웠다. 요즘 유행하는 종신보험은 지방간 수치가 높으면 가입조차도 힘들다는 것이다.

지방간이란 술이나 과식에 의해 복부비만이 오는 경우 가장 잘 나타나는 비만합병증이다.

비만은 지방간뿐 아니라 고지혈증, 당뇨병 등의 대사성 질환과 고혈압을 유발하게 된다. 지방간이 있는 사람은 그렇지 않은 사람에 비해 건강이 좋지 않고 수명도 짧아져 보험회사에 오히려 손해가 되기 때문에 가입비용을 높여 피보험자로 가입시키는 것보다도 아예 처음부터 가입대상에서 제외시킨다고 한다.

이야기를 듣고보니 그럴 수 있겠구나 싶었다. 그러면서 비만에 관련된 미국의 한 보험회사의 조사가 생각났다. 사실 비만과 건강에 대한 관심은 한 보험회사의 조사 자료에 근거하여 시작되었다고 볼 수 있다.

1959년 미국의 메트로폴리탄 생명보험회사의 조사결과를 계기로, 의학계에서 비로소 비만이 건강을 위협하는 질환임을 인식하고 사회에 경종을 울리기 시작하였다. 당시, 보험료설정의 자료를 작성하기 위해 메트로폴리탄 생명보험이 수십 만 명에 이르는 계약자의 건강진단결과에 기초하여 체중에 대한 이환율 및 평균수명을 집계하였다. 그 결과 표준 체중을 넘어서 체중이 증가함에 따라 사망률이 높다는 것이 밝혀졌다.

그 당시의 표준 체중이란 178cm인 남성의 경우 70kg, 163cm인 여성의 경우 57kg이었다. 이 기준을 현대의 미국인에게 적용한다면 놀랍게도 그들의 80%가 이상체중을 넘는다고 한다. 비만천국의 나라 미국이라고도 할 수 있을 정도이다.

미국식 패밀리레스토랑 같은 외식산업이 호황을 누리는 현대의 라이프스타일이 계속된다면, 우리도 한 세대가 지나면 비만인들로 넘치는 사회가 되어 버리지 않을까 하는 염려가 든다.

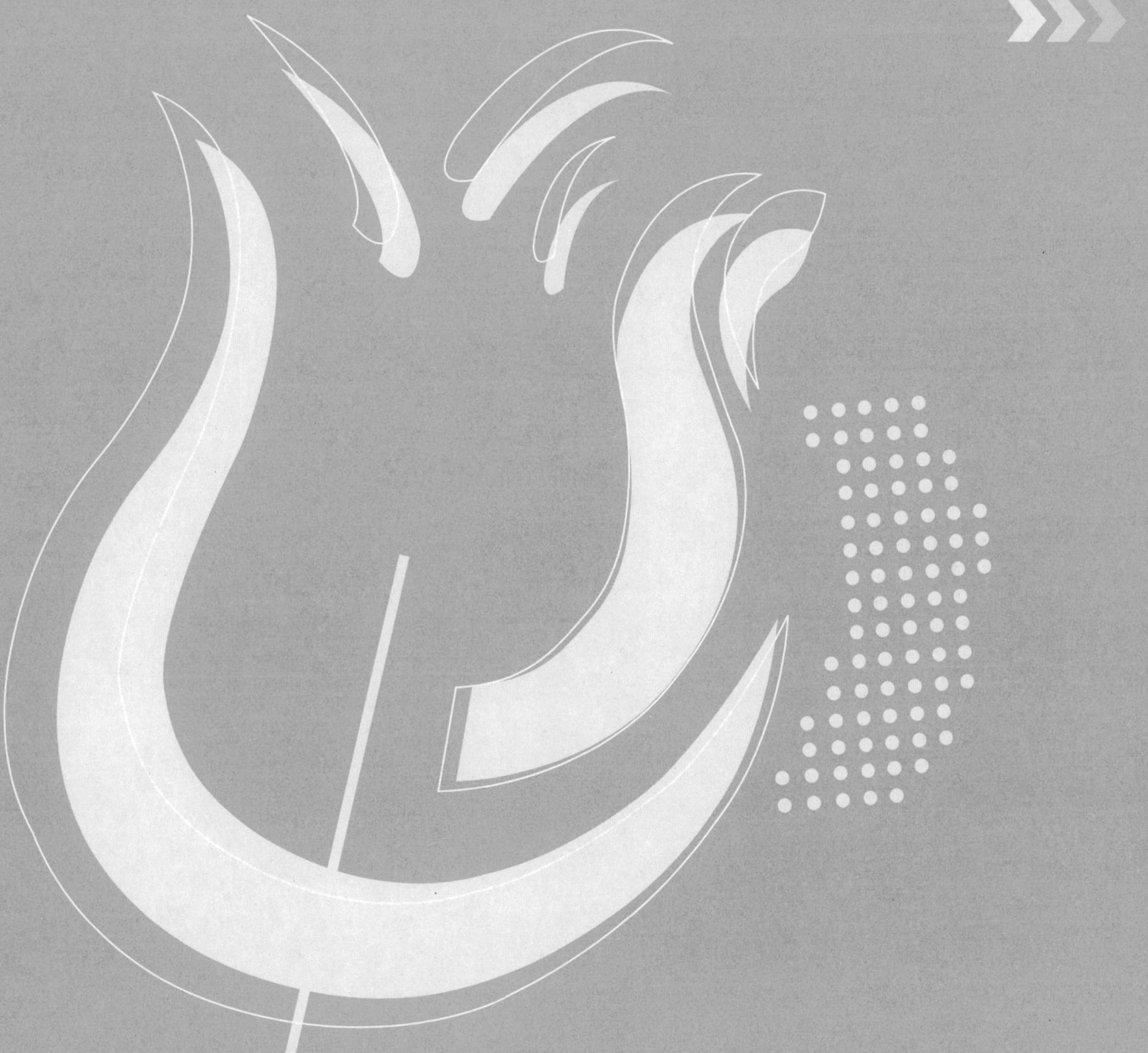
제 2 장
왜 살찌지?

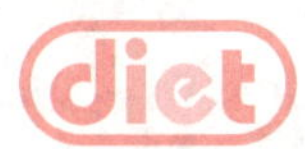

1. 부분비만이 생기는 이유

▶▶▶ 사람마다 살찌는 부위가 달라

미국 질병통제예방센터에서 1999년부터 2000년까지 미국의 성인 4000여 명을 대상으로 조사한 결과 30.5%가 비만이고, 64.5%가 과체중이라고 한다. 절반 이상이 뚱뚱하다는 말이 된다.

뚱뚱한 미국인이라 하면 작은 얼굴에 복부와 엉덩이는 커다랗고 다리는 빈약한 복부비만인의 모습이 떠오른다. 어떤 사람은 얼굴이 커서 걱정이라는데……. 서양인은 얼굴이라도 작으니 다행인지 모르겠다. 앉아 있으면 뚱뚱한지도 잘 모르겠고.

그러고 보면 한 번은 TV에서 영어회화 프로그램을 진행했던 한 미국인이 자신의 얼굴에 살이 쪄서 더 이상 카메라 앞에는 서지 못하고 라디오에서만 영어를 가르치고 있다고, 얼굴살을 뺄 수 없겠느냐고 물어온 적이 있다. 그 사람과 같이 온 또 다른 미국인은 얼굴은 전혀 살이 안 쪘는데, 출산하고 나서 뱃살이 안 들어가 고민인 복부비만 환자였다.

얼굴비만, 팔뚝비만, 복부비만, 하체비만, 상체비만, 중심성비만, 사과형비만, 서양배형비만 등등 부분비만을 나타내는 말들도 다양하다.

인터넷을 통한 한 조사를 보면 네티즌 10명 중 7명은 자신이 비만이라고 생각하고 있으며, 가장 살을 빼고 싶은 몸 부위는 배, 팔다리, 엉덩이, 얼굴순이라고 한다. 뱃살이 가장 심각하다는 의미도 되고, 사람마다 빼고 싶은 부위가 다르다는 의미도 포함되어 있다고 할 수 있다.

▶▶▶ 부분비만은 왜 생기나?

똑같이 살이 쪄도 사람마다 뚱뚱해지는 부위가 다른 것은 왜일까?

첫째, 호르몬의 영향으로 볼 수 있다. 소아 때에는 단순비만 내지는 전신비만이 나타나지만, 부분비만은 대부분이 2차 성징이 나타나는 청소년기에 시작되는 것을 보아도 호르몬이 얼마나 부분비만에 영향을 미치는지 잘 알 수 있다.

특히 여성의 경우 에스트로겐, 고나도트로핀, 안드로겐, 테스토스테론 등 성 호르몬 활동의 영향으로 연령별 체형차이가 뚜렷하다. 가임기 여성의 경우 출산 및 수유를 위해 생식기관 보호 및 에너지 저장의 목적으로 엉덩이, 허벅지 주위에 지방 축적이 많다. 이것은 여성호르몬이 허벅지, 엉덩이와 같은 특정 부위에 지방합성을 돕는 효소를 활성화시켜 그 부위에 지방 축적을 유도하기 때문이다.

또한, 갱년기를 거치면서 에스트로겐 레벨이 떨어지면 혈중 지질이 높아지고 이를 복강 내에 쉽게 축적하게 되기 때문에 복부비만이 증가한다. 젊을 때에는 스타일이 꽤 좋았는데, 왜 이렇게 배가 나오는지 모르겠다고 푸념하는 중년여성이 늘어나는 이유가 여기에 있다.

둘째, 유전적 요인을 들 수 있다. 가족, 인종에 따라 지방이 많이 모이는 부위가 유전적으로 미리 정해져 있다는 것이다. 지방이 지방세포 속에 축적되고, 이미 축적되어 있는 중성지방을 분해하여 에너지로 쓰는 과정에는 지방분해효소라는 단백질의 작용이 필요한데, 이 단백질의 발현정도 및 발현부위에 따라 나면서부터 지방이 많이 쌓이는 부위가 달라진다는 것이다.

셋째, 성별의 차이를 들 수 있다. 여성의 경우 여성 호르몬이 특정 부위에 지방합성을 돕는 효소를 활성화시켜 등, 겨드랑이, 엉덩이, 허벅지 등에 피하지방을 많이 쌓게 된다. 피부 바로 밑에 지방이 많이 쌓이게 되므로 부피가 커지고 부드러운 특징이 있다. 한편 남성의 경우에는 복부의 내장지방이 많이 쌓이므로 배가 전체적으로 불룩하게 나오면서 배 위의 피부를 손가락으로 집어보면 잘 잡히지 않는 특징이 있다.

넷째, 연령에 따른 차이를 들 수 있다. 유전적 차이와 비슷한 기전으로 연령에 따라 지방세포상에 존재하는 중성지방의 생성 및 저장에 관여하는 효소의 발현 및 활동성이 신체 부위별로 다른 데서 체형의 차이가 생겨난다는 것이다.

예를 들어 청소년기에는 허벅지와 엉덩이에, 갱년기에는 복부에 있는 지방세포에서 중성지방의 생성 및 저장이 활발한데, 이는 갱년기에는 하지부 지방분해효소의 활동성이 떨어져 다리는 약해지고 복부에 지방이 쌓이기 때문이다. 또한 앞에서 설명한 바와 같이 갱년기를 거치면서 에스트로겐 레벨이 떨어지면 지질이 혈중에 높아지고 이를 복강 내에 쉽게 축적하게 되어 복부비만이 증가하게 된다.

다섯째, 영양섭취의 부적절함에 의한 부분비만을 들 수 있다. 과식, 야식, 간식 등으로 과영양상태에 이르면 혈액 중에 지질수치가 높아지고 혈액을 따라 흐르다가 가장 지방이 쌓이기 쉬운 위치인 복부에 많이 축적된다.

여섯째, 스트레스의 영향을 들 수 있다. 스트레스에 약한 사람들은 코르티솔이 많이 분비되어 복부비만이 늘어난다. 실제로 여러 논문에서 복부비만에 미치는 스트레스의 영향에 대해 강조하고 있으며, 스트레스는 남녀 모두에게 내장형 복부비만을 일으킬 수 있다.

일곱째, 충분히 노력하면 피할 수 있는 것으로, 다이어트 시도 및 실패를 수차례 반복한 결과 생겨나는 것이다. 요요현상이 반복되면 몸의 근육층이 얇아져 지방의 에너지 이용률이 낮아지므로 상체에 지방이 많이 쌓이게 된다. 윗배 비만은 잘못된 다이어트의 반복으로 온다고 보면 된다. 비만클리닉 및 비만관리뷰티센터가 우후죽순격으로 늘어나면서 비만의 문제점을 환기시켜 다이어트를 시도하는 사람도 늘었지만, 아쉬운 점은 그만큼 잘못된 다이어트의 시도 및 실패의 위험성도 늘어났다는 것이다. 그래서 요즘 들어 윗배가 흐물흐물해질 만큼 과도한 지방의 축적 때문에 고민하는 사람들이 많다.

여덟째, 운동부족 또는 부적절한 운동을 들 수 있다. 앉아만 있고 움직이지 않는 사람들에게는 복부비만 및 하체비만이 생기기 쉽다. 이와 반대로 하체근육이 튼튼하게 타고난 사람이 다리를 가늘게 만들어 보겠다고 모래주머니를 매달고 달리기를 열심히 한 결과 종아리가 심하게 굵어져 내원하는 사람들도 있다. 하체근육이 발달한 경우에는 다리의 근력을 키우는 하체 웨이트트레이닝, 러닝머신 등을 피하고 상하체 움직임을 동시에 줄 수 있는 사이클링 종류와 빠른 걷기 위주의 운동이 좋다. 다리근육의 피로가 쌓이지 않도록 반드시 운동 전후에 충분한 마사지와 스트레칭을 해주고, 적절한 휴식을 취하도록 한다.

아홉째, 비만에 미치는 영향에 대한 의견이 분분한 담배 피우기이다. 살을 빼는데 담배가 도움이 된다고 끊지 못하는 사람도 있으나, 흡연은 장기적으로 항산화비타민을 소모시켜 신진대사를 억제하므로 지방의 축적을 가져온다. 또한 담배에 들어 있는 니코틴은 코르티솔과 마찬가지로 복부비만을 일으키게 된다.

지금까지 살펴본 것처럼 실로 다양한 이유로 부분비만이 생겨나며, 대체로 어느 한 요인보다는 복합적으로 작용하여 부분비만이 나타난다.

특히 부분비만 중 내장지방이 많이 쌓이는 복부비만의 경우에는 고혈압, 고지혈증, 지방간, 동맥경화, 비만성 당뇨 등 대사성 질환의 발병과 밀접한 관계가 있으므로 뱃살은 초기부터 주의하도록 하자.

▶▶▶ 부분비만, 왜 잘 안 빠지나?

요즘 비만클리닉에 내원하는 사람들은 70kg 이상의 고도비만은 별로 없다. 키 163cm에 몸무게 55kg의 그런 대로 날씬한 몸을 가진 사람들이 많다. 이렇게 내원하는 사람들의 대부분은 아랫배가 나와서 고민이거나, 허벅지에 군살이 붙은 하체 부분비만이 많다. 다이어트에 대한 관심도 다른 사람들보다 몇 배나 높다. 그런데 내장형 비만은 운동이나 식사요법으로 잘 빠지지만, 여성의 부분비만은 대체로 피하지방이 많이 쌓인 결과이므로 아무리 열심히 운동이나 식사요법을 해보아도 좀처럼 효과를 거두지 못한다. 그래서 큰 맘 먹고 비만클리닉을 찾게 된다. 부분비만은 가장 먼저 살이 찌지만 가장 늦게 빠지는 특성이 있다.

왜 그럴까?

지방축적이 과다한 부분비만의 피하지방층 부위는 초기에는 지방조직의 부종상태로 있다가 점차로 섬유질이 생겨나 덩어리를 이루는 이른바 셀룰라이트가 많기 때문이다. 초기 지방조직의 부종상태를 오랫동안 방치하면 체지방의 축적은 점점 심해지고 체액의 흐름이 저하되어 지방덩어리 주위를 섬유막이 싸는 3, 4단계 셀룰라이트가 되어 치료가 어려워진다.

깨끗하고 균질한 간이 술, 피로, 바이러스, 과식 등으로 손상되어 지방간, 간염을 거쳐 간경화가 되면 치료가 어려워지듯이 지방조직의 경화현상이 셀룰라이트라고 보면 된다.

셀룰라이트는 초기 부종 및 가벼운 섬유화 상태에서는 비교적 치료하기 쉽지만, 부분비만의 특징상 체중이 얼마 안 나가므로 부분비만 초기부터 굳이 비만클리닉을 찾지 않는데 치료의 어려움이 있다. 셀룰라이트는 점점 커져 주변의 림프관과 혈관을 압박하여 혈액순환을 막게 되므로 지방세포에서 지방을 분해했다 해도 분해된 지방이 혈액 내로 빠져나오는 것을 방해하게 된다.

그럼, 부분비만에서 탈출할 길은 조기치료밖에 없을까?

다음 장에서 부분비만의 한방치료법 및 생활 속에서 응용할 수 있는 부분비만의 예방법 및 개선법을 알아보기로 하자.

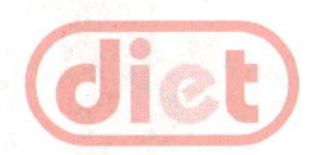

2. 그 놈의 비만유전자가 뭐야?

진료를 하다보면 자매나 형제, 모녀가 나란히 비만치료를 위해 내원하는 것을 종종 보게 된다. 특히 기억에 남는 것은 쌍둥이 자매가 똑같이 비만으로 고생하며 살을 빼러 오는 경우이다.

일란성 쌍둥이의 경우 유전정보가 같기 때문에 한 사람이 뚱뚱해지면 나머지 한 사람도 뚱뚱해질 가능성이 매우 높다.

실제로 병원에 찾아오는 쌍둥이 자매나 형제는 모두 비슷한 체중을 가지고 있다.

이와 같은 현상을 당연하게 받아들일지 모르지만, 잠시 생각해 보자.

비만이 유전자에 의해 결정된다는 것인가? 사람들은 대부분 불규칙한 식습관이나 운동부족과 같은 환경적 요인에서 비만이 온다고 하지 않는가?

미국에서는 1980년대에 쌍둥이를 대상으로 한 연구로 비만의 원인에 있어서 생물학적 측면, 즉 유전자의 작용이 주목을 받게 되었다.

이전의 미국에서는 뚱뚱하거나 흡연을 하는 사람은 '자기관리능력이 없는 사람'으로 취급받아 왔었으나, 최근의 경향은 비만은 의지 결여만의 문제가 아니라, 유전적 요소도 관여하고 있다는 것이 대중에게 인식되어 가고 있다.

즉 개인의 유전정보가 그 체중을 결정한다는 사고가 널리 퍼지고 있다.

그럼, 어떤 유전자가 사람의 체중이나 식욕을 조절하고 있는 것일까?

1994년 12월 뉴욕의 록펠러 대학의 연구 그룹이 비만유전자를 발견하였다. 이듬해, 비만 유전자가 만들어 내는 새로운 호르몬은 렙틴이라고 이름 지어졌다. 렙틴은 식욕을 억제하고, 에너지 소비를 증가시켜 체중을 줄이는 효과를 지닌다. 현재 렙틴에 관해서는 기초적인 연구뿐만 아니라, 비만치료약의 개발을 위한 임상 실험도 진행되고 있다.

실험동물 중에는 유전자의 이상으로 인해 비만을 일으키는 계통이 몇 가지 있다. 그러한 동물을 대상으로 비만의 원인 유전자를 연구한 결과, 1990년대 후반에 쥐에서 비만을 일으키는 몇 가지 유전자가 밝혀지게 되었다. 렙틴 비만유전자도 그 중의 한 가지이다. 이 유전자는 사람에게도, 쥐에게도 모두 존재한다.

현재까지 사람의 비만을 대상으로 해서 유전자의 이상을 밝히려는 연구가 계속해서 진행되고 있다. 알려진 바에 따르면 살찌는데 영향을 미치는 유전자는 한 가지만이 아니라, 여러 가지가 있다.

비만원인 유전자는 여러 종류가 발견되었지만, 그 중에서 임상에서 활용되고 있는 가장 대표적인 유전자는 소비에너지와 관련된 유전자들로 $\beta3$ 아드레날린 수용체를 만드는 유전자와 열발생과 관련된 UCP(Uncoupling Protein, 열생산인자) 유전자, 그리고 렙틴 유전자이다.

타고난 비만체질, 물만 먹어도 살찌는 체질이라는 말이 있듯이 타고난 유전자에 이상이 있으면 먹은 것이 지방으로 변하기 쉽고, 일단 축적된 지방은 연소되기 어렵기 때문에 방심하면 뚱뚱해지고 만다.

$\beta 3$ 아드레날린이란 도대체 어떤 물질이기에 수용체에 이상이 생기면 적게 먹어도 뚱뚱해진다는 것인가?

우리 몸은 생명의 효율적 유지를 위해 자신의 의지와는 별개로 자율적으로 작동하는 자율신경의 지배를 받고 있다. 자율신경은 흥분상태에 활성화되는 교감신경과 휴식을 가져오는 부교감신경이라는 상호 시소 작용을 하는 두 신경으로 이루어져 있다. 이 두 신경이 주변환경에 적절히 반응함으로써 마치 시소처럼 몸의 균형을 유지하게 된다.

긴장하거나 흥분하게 되면, 그 상태가 뇌의 시상하부라는 자율신경센터에 전달되고 교감신경이 항진되어 아드레날린이라는 호르몬이 신경말단에서 분비된다.

아드레날린은 이어달리기에서 배턴 같은 것이라고 보면 된다. 배턴을 건네 받을 다음 선수를 신체 각 조직의 세포 표면에 있는 아드레날린 수용체라고 한다. 아드레날린이 수용체에 결합하면 교감신경의 신호전달이 비로소 신체의 각 반응현상으로 나타나게 된다. 예를 들어 혈관이 수축하고, 심박수가 빨라지고, 혈압이 올라가고, 체온이 상승하는 등의 활동적 신체움직임의 준비태세가 된다.

아드레날린 수용체에는 α와 β라는 두 종류가 있으며, 그 중 아드레날린 수용체는 $\beta 1$이 심장, $\beta 2$가 호흡기계, $\beta 3$가 지방세포 표면에 존재한다.

지방세포 표면이라고? 그렇다. $\beta 3$ 수용체가 지방세포 표면에 있기 때문에 아드레날린 신호가 왔을 때 $\beta 3$ 수용체에 이상이 있으면 지방세포에서 일어나야 할 일들이 제대로 일어나지 못하고 지방이 그대로 쌓이게 된다.

그럼, 이제 지방세포 속을 들여다 보자.

우리가 뚱뚱해지면 몸에 쌓이는 것이 지방이다. 이 지방은 지방의 창고가 되는 지방세포 속에 중성지방이라는 고체 상태로 쌓여 있다. 지방을 축적하는 제일 큰 이유는 나중에 에너지가 필요할 때 꺼내 쓰기 위한 것이므로 지방을 분해하여 에너지를 발생하는 역할 또한 지방조직에서 하게 된다. 에너지의 축적과 소모, 이렇게 에너지 대사의 두 축이 모두 지방조직에서 일어나고 있다.

지방세포에는 두 종류가 있는데, 하나는 백색지방세포이고, 나머지 하나는 에너지 소모와 관련이 많은 갈색지방세포이다.

백색지방세포는 온몸에 분포되어 있는데 특히 팔, 배, 등, 엉덩이, 허벅지 등 군살이 붙기 쉬운 곳에 많이 존재한다. 백색지방세포의 분포량에 따라 어느 부위가 살찌기 쉬운지, 즉 부분비만의 체형상의 차이가 결정된다.

이 백색지방세포의 수는 성장기에 이르면 거의 결정되어, 그 이후에는 거의 변화하지 않는다고 알려졌었지만, 최근의 연구에 의해 과식이나 폭식 등을 계속하게 되면 세포가 과잉섭취된 지방을 축적하여 점점 커지다가, 결국 나이가 든 성인에서도 분열과 증식을 활발히 반복한다는 것이 밝혀졌다.

한편 갈색지방세포는 세포 내의 UCP라는 열생산인자를 통해 축적된 중성지방을 분해하여 생겨난 유리지방산을 연료로 열을 몸 밖으로 발산하는 역할을 담당하고 있다.

구체적으로는 갈색지방세포 표면에 붙어 있는 $\beta3$ 아드레날린 수용체가 아드레날린과 결합하면, 갈색지방조직이 활성화되어 UCP를 만들어 낸다. UCP가 증가하면 갈색지방세포 속에 쌓여 있던 중성지방이 분해되어 체열을 발산하면서 에너지를 소모하게 된다.

에너지소모 역할을 담당하는 갈색지방세포가 활발하게 작동하면 먹어도 먹어도 살이 찌지 않으련만, 아쉽게도 양이 극히 적을 뿐만 아니라, 백색지방 세포와 달리 나이가 들어감에 따라 그나마 양이 점차 감소해 간다.

다행히 백색지방세포나 근육에도 UCP가 존재하고 있어, 백색지방세포나 근육에도 지방을 열로써 소비하는 능력이 있다는 것이 최근의 연구에 의해 밝혀졌다.

UCP는 각 분포부위에 따라 세 종류가 알려져 있으며, UCP1이 갈색지방세포 내 미토콘드리아 속에 있고, UCP2가 백색지방세포 내 미토콘드리아 속에, UCP3가 근세포의 미토콘드리아 속에 분포하고 있다. 미토콘드리아는 에너지공장이라는 별명에 어울리게 에너지원으로서 ATP를 생산하지만, 갈색지방세포에서는 미토콘드리아 내막에 있는 UCP의 작용으로 ATP를 생산하는 대신 열을 생산한다. 항온동물인 우리 몸을 일정온도로 유지하기 위해 계속해서 열을 발산해 내는데, 이 미토콘드리아 속의 UCP가 중요한 역할을 하고 있는 것이다.

이와 같이 지방세포를 들여다보면 왜 $\beta3$ 아드레날린 수용체와 UCP 유전자가 비만과 밀접한 관계가 있는지 알 수 있을 것이다. 뇌에서 지방을 태워 에너지로 사용하라는 명령을 내려도 $\beta3$ 아드레날린 수용체에 이상이 있으면, 그 명령을 제대로 받아들이지 못하고 결국 대사율이 떨어지기 때문이다. UCP 유전자에 이상이 있는 경우도 마찬가지이다.

아직까지는 이러한 유전자에 변이가 생겼을 때 어느 정도까지 대사율에 영향을 미치는지, 각 부위의 지방축적이 어느 정도까지 심각해지는지 확실히 밝혀지지는 않은 상태이지만, 이들 유전자변이를 가진 사람이 복부비만이 생기기 쉬우며 체지방률이 높다는 설이 일반적이다. $\beta3$ 아드레날린 수용체 변이가 있는 경우에는 기초대사량이 보통 사람에 비해 200칼로리 정도 떨어진다고 한다.

그렇다면 비만유전자를 가진 가계에서 태어난 타고난 비만체질은 날마다 200칼로리만큼 덜 먹거나, 더 운동하는 방법으로 자신의 체질을 극복해 나가야만 날씬함을 유지할 수 있다는 말이 된다. 남들과 같은 방식으로 살다보면 차츰차츰 체지방이 몸에 쌓여갈 테니 말이다.

지금까지의 필자의 임상연구결과에 따르면 우리나라 국민의 대략 27% 정도가 $\beta3$ 아드레날린 수용체 변이를 가지고 있으며, 비만치료를 위해 내원한 환자들 중의 60%가 이 비만유전자를 가지고 있었다. 미국의 경우 백인이 검약유전자를 가지고 있을 확률은 약 11%, 흑인은 25%라는 것을 고려해볼 때 우리가 미국식 패스트푸드, 고열량 지방식을 계속해서 먹는다고 하면, 우리 국민의 상당수가 미국인들보다 더 심한 비만으로 고생하게 될 수도 있다.

이번에는 렙틴 유전자를 살펴보자. 앞에서 잠깐 소개하였지만 렙틴은 식욕을 억제하고 에너지 소비를 증가시켜줌으로써 체중을 감소시킨다. 이론적으로 렙틴을 투여하면 식욕이 억제되는데도 에너지 소비량은 저하되지 않기 때문에 단순한 섭취칼로리 제한 다이어트보다 체중이 줄 수 있다. 식욕도 줄여주고, 에너지도 계속 소모시켜주고 일석이조이다. 그런데 이러한 렙틴의 효능은 동물을 이용한 실험에서는 밝혀졌으나 사람에서는 아직 그 의견이 분분하다. 렙틴을 투여하면, 실험동물에서는 정확히 에너지원인 포도당의 이용이 촉진되며, 갈색지방세포에서 열생산에 주역할을 담당하는 UCP 양도 늘어난다. 그러나 사람에 있어서는 렙틴치와 에너지 소비량과의 상관관계가 없는 경우도 있다. 렙틴 유전자의 이상에 따른 렙틴 양의 부족에 의해 비만이 생긴다기보다는 렙틴에 대한 저항성에 의해 비만이 되는 경우가 많기 때문이다. 왜 렙틴 저항성이 생겨나는지에 대한 메커니즘을 밝히는 것이 숙제이다.

　지금까지 비만유전자의 이야기를 했지만, 그렇다고 해서 '이 놈의 비만유전자 때문에' 라면서 자신의 비만을 유전자 탓으로만 돌리는 것은 잘못이다. 하나의 유전자로 전체가 결정될 만큼 신체 메커니즘은 단순한 것이 아니다. $\beta 3$ 아드레날린 수용체 변이유전자, UCP 변이유전자 이외에도 비만에 관계되는 물질은 많이 있으며, 이러한 물질들의 영향, 생활습관의 영향 등으로 인해 살이 찌는 사람도 많이 있기 때문이다.

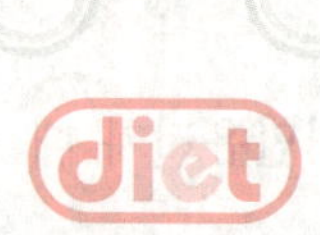

3. 체질에 따라 체형도 다르다

>>> 체질에 따라 체형도 다르다

똑같은 다이어트 법인데, 왜 어떤 사람은 성공하고 어떤 사람은 실패할까?

사람마다 타고난 영양분 흡수능력, 에너지 대사능력에도 차이가 있는데 이를 체질의 차이라고 부른다. 영양소의 흡수, 이용, 배설능력이 저마다 다르므로, 어떤 사람은 세 끼 골고루 먹고도 날씬한가 하면, 어떤 사람은 세 끼 강냉이만 먹어도 살이 찐다. 흡수능력이 뛰어난 체질은 비만체질이라고 볼 수 있다.

한방에서는 체질의 차이를 기운의 승강차이에서 비롯된다고 보고 있다. 간단하게 상승하는 기운이 많은 사람은 양, 하강하는 기운이 많은 사람은 음이라고 보면 된다. 이러한 기운의 차이가 당연히 지방의 체내 축적 부위에도 영향을 미쳐 어떤 사람은 목덜미가 발달하는가 하면 어떤 사람은 옆구리, 어떤 사람은 엉덩이가 발달한다. 부분비만이 생기는 이유 또한 이렇게 한방의 체질이론에 따라 설명할 수 있다.

한방의 체질이론 중 가장 대표적인 것은 조선시대 이제마가 제창한 사상의학이라고 할 수 있다. 이제마 자신이 태양인에 속해서인지 현대인에게 거의 보기 힘든 태양인을 포함하여 총 네 체질로 나누어 설명하고 있으나, 진료실에서 만날 수 있는 사람들은 대개 태음인 · 소양인 · 소음인 이렇게 세 체질에 속한다.

▶▶▶ 비만인 중에는 태음인이 가장 많다(태음인이 가장 살찌기 쉬워)

태양인은 현대인 중에 거의 없으며, 실제로 2001년도에 한의학연구원에서 1200명을 대상으로 설문지조사를 통하여 체질을 판정한 결과, 태음 36%, 소음 31%, 소양 33%이었다고 한다.

이 중 비만과 가장 밀접한 관련이 있는 체질은 무엇일까? 흡취지기가 강한 태음체질이다. 그 다음이 중초의 기운이 발달하여 소화흡수력이 왕성한 소양체질이라고 할 수 있다. 흥미롭게도 비만클리닉에 내원한 600여 명을 대상으로 같은 방식의 설문지조사를 통해 체질을 판별한 결과, 내원 환자의 78.6%가 태음체질이었다. 태음인이 가장 살찌기 쉬운 체질이라는 것을 보여주는 단적인 예가 된다.

소양인은 11.9%, 소음인은 9.4%였으며, 그나마 소음체질로서 내원한 환자의 대부분은 전체비만이나 고도비만보다는 하체 부분비만 치료를 위해 내원하였다.

▶▶▶ 사상체질로 보는 체형의 차이

각 체질별 생김새를 살펴보기로 하자.

체형교정을 위한 운동을 많이 했거나, 나이가 들어 붙은 군살 때문에 체형이 변한 경우에는 몸의 생김새로 체질을 판단하기 어렵다. 그러나 가슴 이상이 발달했으면 태양인 또는 소양인이고, 가슴 이하가 발달했으면 태음인 또는 소음인일 가능성이 높다.

비만치료를 위해 내원한 환자의 실루엣을 보며 보다 자세한 체질별 부분비만을 설명하기로 한다.

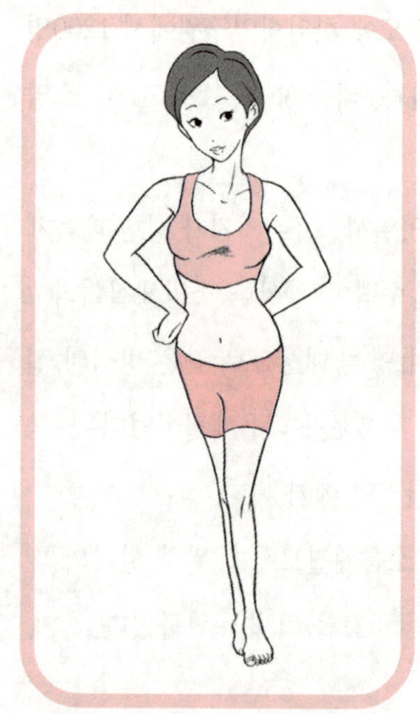

소양인은 흉곽이 발달하므로 상체비만이 되기 쉽다. 특히 여성의 경우 아담한 보통 체격인데도 가슴둘레는 80 이상이라면 브래지어의 컵사이즈가 A컵이라 하더라도 양인으로 보는 것이 타당하다. 가슴이 발달하는 것 외에 팔뚝이 통통하며, 얼굴비만 및 사지비만을 동반하는 경우도 많다. 반면 엉덩이 부분은 빈약하고 다리선은 가늘고 날씬하여 래깅스, 꼭 끼는 진바지를 입었을 때 스타일이 좋아 보인다.

굳세고 강인한 성질과 일을 도모하고 추진하는 데에 능하기 때문에 다이어트도 화끈하게 끝내고 싶어하는 사람들이 많다. 일을 시작하는데 주저하지 않고 시작이 반이라는 태도로 쉽게 쉽게 일을 도모할 수 있기 때문에 게시판에 글만 올리고 비만치료를 미루다 오는 일은 별로 없다. 냉정하고 쌀쌀해 보이나 깊이 사귀어보면 다정다감하고 남들에 대한 배려심도 많기 때문에 비만치료 중에도 많은 친구를 사귀어 서로 연락하는 등 사교성을 발휘한다. 다만, 타고난 식욕을 주체하지 못하기 쉬우며, 다이어트를 시작할 때의 각오와는 달리 마지막 3~4kg을 남겨 놓고 치료를 중단하는 아쉬움도 있다. 소양인은 간단한 조깅 등과 같이 격하지 않은 운동으로 몸을 푸는 정도의 운동이 적합하다.

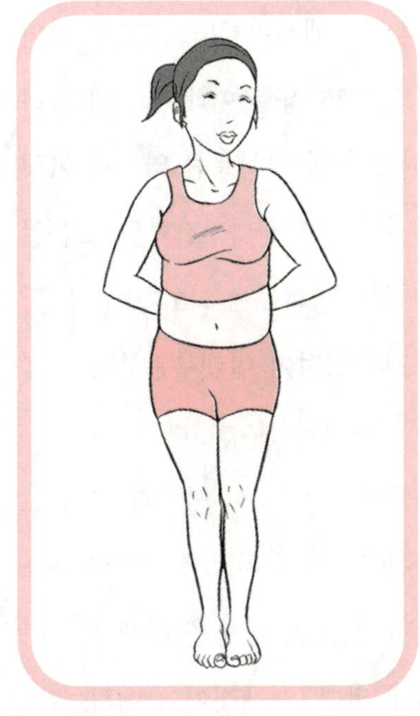

　　태음인은 복부주위가 발달하기 때문에 잘록한 허리곡선보다는 직선형이나 둥근형의 옆구리선 그리고 배가 많이 나오는 복부비만이 되기 쉽다. 가장 뚱뚱해지기 쉬운 체질이고 성격도 느긋한 편이기 때문에 고도비만이 되고 나서야 비만클리닉을 찾아오는 사람들이 많다. 팔다리 모두에 지방축적이 많으며, 심한 비만이 아닌 사람이라 해도 골격 자체가 큰 사람이 많다. 특히 복부비만 정도가 심하여 미혼인 사람도 뱃살이 트는 경우가 드물지 않다. 태음인 특유의 뚝심이 있기에 30kg 이상 감량해야 하는 장기 치료에도 꾸준히 응하는 장점이 있다. 다만, 15kg 정도 감량하면 되는 정도의 중등도 비만상태에서 내원한다면 훨씬 좋은 치료율을 낼 수 있을 것이다.

　　미국에서 유행하는 황제다이어트법으로 효과를 볼 수 있는 체질이기에, 탄수화물의 과다섭취를 피하고 양질의 동물성 단백질을 섭취하는 방법을 시도해 볼 수 있다.

　　태음인은 폐의 발산하는 기운이 적고 간의 모아 들이는 기운이 많기 때문에 안으로 열이 쌓이기 쉽다. 따라서 항상 소변과 대변을 잘 소통하게 하여 치료해야 한다. 의이인, 맥문동, 오미자, 산약, 길경, 황금, 상백피, 행인, 마황 등의 한약재를 응용하여 치료한다. 태음인은 에어로빅, 축구, 농구, 달리기 등 땀을 많이 흘릴 수 있는 운동이 좋다.

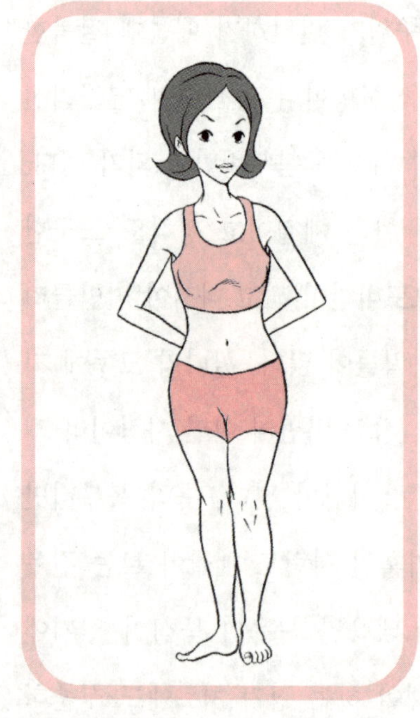

소음인은 전체적으로 체격이 작고 마른 사람이 많다. 소화기계가 약하며 흉골 아래 늑골이 그리는 각도가 좁아 허리선 및 상복부는 약하나 아랫배, 엉덩이, 허벅지가 발달한다. 전형적 소음인 하체비만은 얼굴이 작고, 피부는 희고 고우며, 허리선까지는 가냘프나 엉덩이 아랫부분부터 허벅지, 종아리에 이르기까지의 선이 굵다.

앞에 나서기를 싫어하고, 낯선 사람과 쉽게 교제하기가 어렵기 때문에 비만치료를 시작할 때도 수차례의 인터넷 상담 또는 방문을 통해 확신이 선 후에야 내원하게 된다. 사색적이고 매사에 신중하기 때문에 비만치료를 결심하기까지 시간이 많이 걸리지만 일단 치료를 시작하면 매우 착실히 치료에 응한다. 다만, 내성적이기 때문에 다이어트중에 쌓이는 스트레스를 전문가와의 적극적 상담을 통해 풀기보다는 당분이 많이 든 군것질로 푸는 경향이 있다.

소음인은 소화기능이 약하고 냉한 체질이므로 소화하기 쉽고 따뜻한 성질의 식품이 좋다. 대사율을 높여주는 카레, 고춧가루 등의 향신료를 응용하는 것도 좋다. 체중감량을 위하여 격렬한 운동으로 땀을 흘리기보다는 꾸준한 걷기가 가장 좋다. 특히 하체부종을 동반한 하체 부분비만 해소를 위해서는 하루 40분 이상 꾸준히 걸어주는 것이 매우 유익하다.

몸을 웅크리고 걷는 편이므로 어깨를 펴듯이 걸으며, 심호흡을 하도록 한다. 한증 막, 사우나와 같이 땀을 흘리고 체력소모가 많은 것은 피해야 한다.

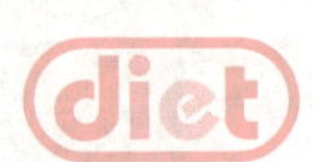

4. 체형에 따라 목욕법도 다르다구요?

▶▶▶ 대사율을 올리는데는 목욕이 좋아요

평소 손발이 차고 추위를 잘 타는 사람은 신체 대사능력이 떨어져 있는 것으로, 특히 추운 겨울철에는 난로 옆에 꼭 붙어 있거나 두꺼운 이불을 뒤집어 쓰고 자는 것을 좋아한다. 그런데 이런 사람일수록 외부로부터 갑자기 열에너지를 많이 받게 되면 자신이 저장하고 있는 에너지를 좀처럼 방출하지 않는 에너지절약형이 된다. 쉽게 말해 신체 스스로 몸을 데워서 온도를 유지할 필요가 없어 기초대사량이 떨어지고 만다. 그러므로 추운 겨울철이라고 난로 옆을 지키기보다는 몸 속에서부터 따뜻해져 오도록 더운 탕 속에 들어가 천천히 목욕을 하는 것이 다이어트를 위해서는 좋다. 자기 직전에 목욕을 하면 몸이 따뜻해져 일부러 두터운 이불을 덮지 않아도 된다.

최근에는 피부의 보습 및 피로회복을 위한 입욕 파우더, 오일 등의 상품이 많이 시판되고 있으므로 이런 입욕제를 응용하여 대사율을 올려볼 수 있다.

다이어트 목욕시 응용해 볼 수 있는 아로마오일로는 유칼립투스, 로즈메리를 들 수 있다. 발산 기능이 강하여 땀을 내게 하고, 혈액순환을 촉진하므로 우울하여 좀처럼 몸을 움직이기 싫을 때는 아로마목욕을 통해 에너지를 소비시켜 운동효과를 대신할 수 있다.

　다만, 탕에서 나왔을 때는 땀구멍이 열려 있어 몸이 차가워지기 쉬운 상태이므로 그 상태로 찬공기에 바로 노출되면 모처럼 올려놓은 대사율이 금세 떨어져버린다. 그러므로 목욕 후에는 곧바로 몸을 말리고, 몸이 따뜻한 상태에서 잠자리에 드는 것이 좋다.

　이런 방법이 다이어트에 가장 좋다 하고 정해진 목욕법은 없다. 자신이 가장 좋아하는 스타일로 기분 좋은 목욕을 즐길 수 있으면 그만이다. 그러나 체질에 따라서는 장시간 목욕을 하게 되면, 갑자기 혈압이 올라 두통 또는 상열감이 생기거나, 반대로 혈압이 떨어져 어지러워지는 등 혈압부조가 나타날 수 있다. 그런 경우에는 장시간 탕 속에 들어가 있는 것보다는 간단한 샤워로 끝내는 것이 좋다.

　각 체질별로 응용해 볼 수 있는 목욕법을 소개한다.

1) 태음인

　가장 뚱뚱해지기 쉬운 태음인은 원래 땀을 흘려야 건강한 체질이므로 장시간 온천욕을 하면서 많은 땀을 흘려도 피곤해 하지 않고 오히려 개운함을 느낀다. 하지만 이런 경우 개운함을 느낀다고 해서 모두 이로운 것은 아니다. 자신도 모르는 사이에 온천욕을 너무 오래하는 경우가 있는데, 비만합병증으로 심장질환이나 고혈압이 있는 경우에는 무리한 목욕은 오히려 피하는 것이 좋다.

비교적 체력이 좋은 편인 태음인들은 온천이나 냉온탕이 곁들여진 사우나시설을 이용하여 냉탕 – 온탕 – 냉탕을 번갈아 즐기는 냉온욕을 활용하는 것도 좋다.

2) 소양인

소양인들은 속에 열이 많아, 목욕으로 가슴 부위에 열이 모이면 더욱 답답함을 느끼기 때문에 사우나 또는 장시간의 고온욕은 피하도록 한다. 단시간 안에 살을 빼기 위해 탕 속에서 땀을 낸다든지, 사우나실에서 숨막힘을 참아가며 땀을 내는 경우가 있는데, 소양 체질은 오히려 하반신만 욕조에 담그는 반신욕이 적합하다. 열이 많은 몸을 서늘하게 하는 것이 좋으므로 저온 위주의 탕에서 점차 체온을 올리도록 한다.

상체비만자가 많기 때문에 상대적으로 약한 무릎 및 발목관절에 문제를 일으킬 수 있으며, 체중이 과다한 상태에서 살을 빼려고 무리하게 달리기를 하다보면 오히려 관절에 무리를 가져올 수 있으므로 소양 체질의 경우 넓은 탕 속에서 걷는 운동을 하면 물의 부력으로 비교적 쉽게 하체단련, 체지방분해라는 일석이조의 효과를 얻을 수 있다.

3) 소음인

소음인은 사상체질 중 가장 체력이 약한 편으로, 목욕 후 개운함을 느끼지만 장시간 하게 되면 피곤함을 느끼기 쉽다. 땀을 많이 흘리면 기운도 함께 빠져 나가 체력 소모가 많기 때문이다. 몸이 냉해지기 쉬운 체질로서 항상 따뜻하게 체온을 유지하는 것이 중요하다고 할 수 있다. 체온이 떨어지지 않도록 냉수 마찰 등의 목욕법은 피하고, 온탕에서 주로 시간을 보내야 한다. 땀이 많이 나는 고온욕도 피하는 것이 좋다. 쑥사우나를 즐길 때에는 짧게 한다. 목욕을 끝낼 때에는 반드시 미지근한 물로 샤워를 해서 열려 있는 땀구멍을 닫아 주도록 한다.

4) 태양인

태양인은 그 수가 매우 희박할 뿐만 아니라, 좀처럼 살이 찌지는 않으나 목덜미가 굵고 머리가 크며, 엉덩이는 작고 가슴 윗부분이 발달하였다. 태양인의 경우 상승기운이 강하므로 몸을 갑자기 덥게 하는 온욕을 바로 하지 않도록 한다. 미지근한 물로 입욕을 하면 좋고, 땀을 내고 싶을 때도 처음에는 바가지 등을 이용하여 미지근한 물을 끼었다가 점차 온도를 올려가며 땀을 내는 것이 좋다. 목욕을 끝낼 때에는 머리로 몰려 있는 혈액을 신체 하부로 내려주는 의미에서 다리쪽은 따뜻한 물로 샤워를 하고 머리는 미지근한 물로 헹구도록 한다.

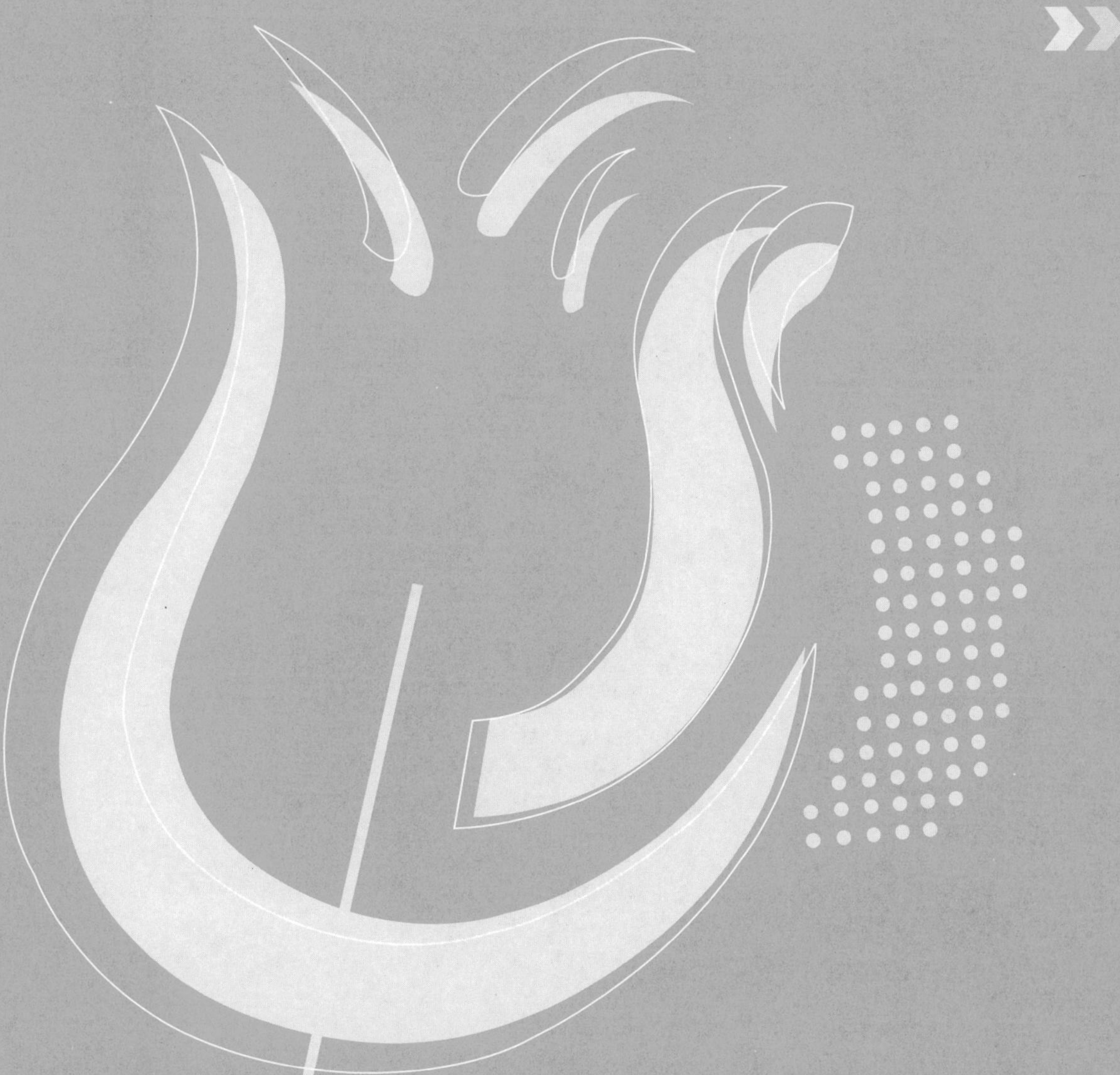

제 3 장

한방 부분살빼기

1. 종합 비만치료약 – 한약

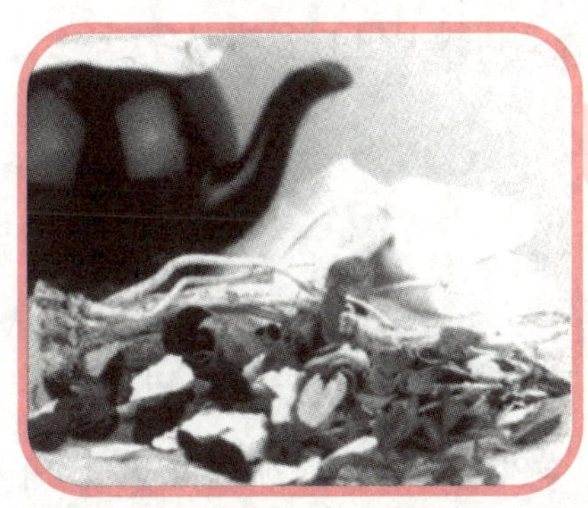

"다이어트중에 가장 힘든 것이 있다면?"

이 질문을 던진다면 단연 첫 번째 대답은 배고픔일 것이다. 굶지 않고 하는 다이어트! 모두가 바라는 바이다. 그러나 비만 치료중에 적게 먹는 습관이 형성되어야만 다이어트를 끝낸 후에도 빠진 체중을 그대로 잘 유지해 나갈 수 있기에 적게 먹는 최소한의 노력은 뒤따라야 한다. 한방다이어트 중 한약복용은 적게 먹는 데서 오는 배고픔을 줄여주면서 기의 활성화를 통해 대사량의 저하를 막아주는 효과가 있다.

사람마다 타고난 체질이 다르듯 뚱뚱하다고 해서 모두 같은 원인에 의해서 체중이 느는 것은 아니다. 같은 비만 증세를 나타내는 사람이라도 비만을 일으킨 원인이나 체질적 소인이 저마다 다르기 때문에 한약 처방도 사람마다 달라진다. 이러한 맞춤 치료가 바로 한방 비만치료의 강점이라고 할 수 있다. 내 몸에 맞는 한약치료로 부작용 없이 살을 뺀다는 점에서 서양에서는 찾아볼 수 없는 뛰어난 치료법이라고 할 수 있다.

비만치료시에는 체질의 특성을 고려하면서 또한 공복감과 대사량 저하의 극복, 다이어트 부작용의 예방이라는 여러 가지 목표를 함께 달성하기 위해 여러 종류의 한약을 함께 넣는 종합처방약으로 구성한다. 그러므로 한약을 복용하면 식사 섭취량을 줄여도 배가 덜 고프고 기운이 덜 떨어지며, 지방대사가 촉진되고 노폐물이 쉽게 배설되어 다이어트중에 오는 두통·현기증·공복감·빈혈·탈모·월경이상·골다공증 등의 부작용을 최소화할 수 있는 것이다.

비만치료에 응용되는 한약처방의 대표적 효과를 정리해 보면 다음과 같다.

▶▶▶ 다이어트하면서 보신 효과

뚱뚱한 사람은 늘어난 체지방으로 인해 대개 기운이 없고 몸이 무거우며 대사가 저하되어 있어서 같은 양을 먹어도 지방으로 더 쌓이기 쉬운 상태가 되어 있다. 이런 증상은 특히 하체비만형에서 찾아보기 쉽다. 보기(補氣)시키는 한약을 활용하면, 대사를 촉진시키므로 기력이 되살아나고 대사율도 높아진다. 자연히 신체 활동량이 늘어나 에너지 소비가 증가하게 된다. 다이어트를 하면서 힘들다고 축 처져서 다니는 사람들이 있는데, 활기를 잃어버리면 오히려 체중감량 이후에 빠른 요요현상과 함께 다시 살찌기 쉬워진다. 보기제를 복용하면서 다이어트를 하게 되면 무기력, 피로감 등의 부작용 없이 직장생활, 운동, 자기개발을 위한 학습활동까지 모두 지속할 수 있다.

● 기혈순환 개선

분해된 지방 노폐물을 몸에서 빨리 배출시키는 것 또한 구역감, 현기증, 나른함 등의 다이어트 부작용을 예방하고 빠른 감량을 돕는데 필수적이다. 한방다이어트는 기혈의 순환을 도와 다이어트중에 나오는 지방 노폐물이 신속히 체외로 배출될 수 있도록 도우며 혈액순환을 원활하게 하여 인체대사기능을 항진시킨다.

● 지방분해 및 배출촉진

뚱뚱한 사람의 숙적인 과다한 지방축적을 한방에서는 습담으로 본다.

음식물의 소화를 담당하는 운화기능이 떨어지면 불필요한 습담이 생겨나기 쉬우므로, 다이어트한약을 처방할 때에는 운화전도(運化傳導)에 도움이 되는 한약을 함께 처방하게 된다. 그렇게 되면 음식물의 대사기능이 원활해져 몸 안에 습담이 쌓이지 않고, 축적되어 있던 지방의 대사가 촉진된다. 또한 부종 제거, 노폐물 제거에 도움이 되는 한약재를 함께 응용함으로써 분해된 지방질이 노폐물로 쌓이지 않고 체외로 신속히 배출되도록 돕는다.

● 식욕억제 및 장부기능을 조절

섭식중추에 작용하여 식욕억제효과가 있는 한약재를 처방함으로써 공복감을 줄여주어 힘들이지 않고 다이어트를 할 수 있게 해준다. 또한 각 장부기능을 조절하는 한약의 사용으로 식욕조절 효과와 더불어 체질을 개선시킨다. 인체 각 장부의 음양기혈의 균형이 잘 맞추어지면 초조감으로 인한 과식 및 폭식을 막을 수 있고, 안정된 마음으로 다이어트를 지속할 수 있다.

>>> 유형별 다이어트 처방

▶ 단순비만

자각증상 : 변비가 있다, 얼굴에 열이 오른다, 몸이 잘 붓는다, 손발이 저린다.

한약처방 : 체감의이인탕(體減薏苡仁湯), 방풍통성산(防風通聖散), 조위승청탕(調胃承淸湯) 가감

▶ 부종성 비만

자각증상 : 땀이 많이 난다, 다리가 잘 붓는다, 얼굴이 희다.

한약처방 : 방기황기탕(防己黃耆湯) 가감

▶ 갱년기 복부비만

자각증상 : 월경이상, 얼굴이 잘 빨개진다, 어깨가 결린다, 아랫배를 누르면 아프다.

한약처방 : 계지복령환(桂枝茯苓丸) 가감

▶ 스트레스로 인한 과식성 비만

자각증상 : 초조, 불안감이 있다, 신경질이 잘 난다, 불면증이 있다, 심장이 두근거린다, 머리가 아프다, 변비 또는 설사가 난다.

한약처방 : 가미소요산(加味逍遙散) 가감

▶ 변비를 동반한 비만

자각증상 : 상열감이 있다, 배가 더부룩하다, 어깨가 결린다, 가슴이 답답하다.

한약처방 : 방풍통성산 가감

자각증상 : 어지럽다, 피부에 기미가 낀다, 입이 마른다, 잘 붓는다, 손발이 차다.

한약처방 : 온경탕(溫經湯) 가감

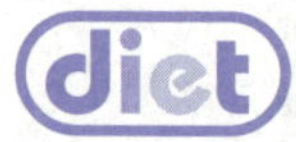

2. 지방분해침

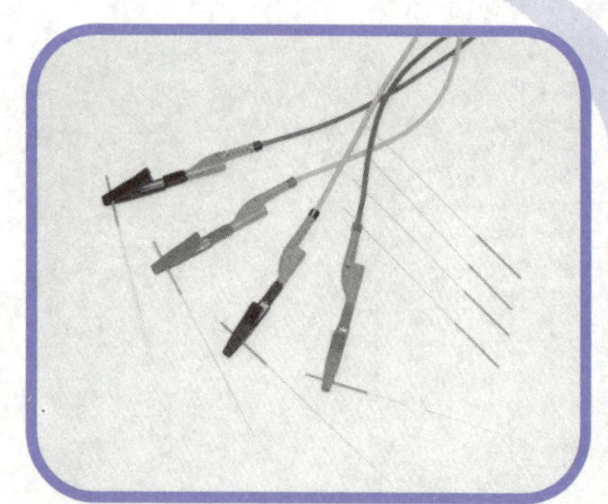

소식과 한약 복용으로 체중을 줄이면서 지방분해침을 함께 응용하면 유난히 굵은 팔뚝, 뱃살, 허벅지, 엉덩이 등 특정부위를 집중 공략하여 살을 뺄 수 있다.

지방분해침은 피하지방층에 8~10cm 정도의 침을 삽입한 후, 가벼운 전류를 통해 지방을 분해, 배출하는 치료이다. 체중을 감량하면서 특히 뚱뚱한 부위의 사이즈를 먼저 줄임으로써 보다 예쁜 체형을 만들 수 있는 부분비만 치료를 위해서는 빼놓을 수 없는 치료법이라고 할 수 있다.

살을 빼다 보면 피하에 쌓여 있던 지방이 차지하던 공간에 여유가 생겨나므로 살 처짐이 나타나게 된다.

지방분해침으로 해당 부위에 미세한 자극을 주게 되면 그 부위의 기의 활성화를 가져와 혈액의 흐름이 좋아진다. 또한 피부의 교원질섬유와 탄력섬유가 자극을 받아 피부섬유 재생이 활성화되어 리프팅 효과와 토닝 효과를 함께 거둘 수 있다. 주

름을 예방하면서 사이즈 감소 속도를 빠르게 할 수 있다는 점에서 일석이조의 치료
방법이라고 할 수 있다.

1) 지방을 녹인다.

운동 등으로 에너지가 필요하게 되면 뇌의 명령에 따라 아드레날린, 노르아드레
날린이라는 호르몬이 분비된다. 이 호르몬이 지방세포를 자극하게 되면 호르몬 감
수성 리파아제(HSL)라는 효소가 분비된다. 이름에서 알 수 있듯이 아드레날린 호르
몬의 영향을 받아 지방을 분해하는 역할을 하는 효소이다. 이 효소에 의해 지방세포
속에 쌓여 있던 지방이 분해되어 유리지방산, 글리세롤 형태로 혈관으로 빠져 나오
고, 신체 각 부분에서 에너지원으로 사용된다.

지방분해침을 살을 빼고자 하는 특정 부위에 삽입한 후 적절한 전류자극을 흘려
보내주면 신경말단에서 아드레날린이 분비되어 지방을 분해하는 효소 HSL의 분비
를 유도해 준다. 이렇게 해서 침을 맞게 되면 그 부위의 지방을 먼저 분해하는 효과
를 얻을 수 있다.

2) 근탄력을 좋게 하고 지방의 연소효율을 높인다.

지방분해침은 지방조직에서 지방을 분해시켜 에너지원으로 쉽게 사용되도록 하
는 동시에 근운동을 유도함으로써 근조직에서 에너지를 소비하도록 해준다.

단순히 체지방을 줄이는 것뿐만 아니라, 탄력 있는 근육을 만드는 효과도 같이 기

대할 수 있다.

3) 혈액순환을 좋게 한다.

지방분해침을 맞는 부위는 전류자극에 의해 체온이 올라간다. 근소한 체온 차이도 혈액의 확장을 도모하므로 지방분해침을 맞으면 분해된 지방이 신속히 운반되는데 도움이 된다. 혈액의 흐름이 좋아지고 몸이 따뜻해지면 그만큼 대사율도 올라가므로 침시술로 지방을 녹이는데 그치는 것이 아니라 소모에 이르는 과정까지 전 과정에 도움이 된다.

이와 같이 지방분해침은 살처짐을 예방하면서 원하는 부위를 집중 공략하여 살을 뺄 수 있기 때문에 부분비만 치료에 많이 활용되고 있다. 그러나 근본적인 지방제거를 위해서는 운동과 식이가 가장 중요하다. 먹어서 쌓인 것을 몸에서 완전히 없애기 위해서는 적게 먹고 움직여서 태우는 것보다 더 좋은 방법은 없기 때문이다. 적절한 운동요법과 식사요법이 동반되면 침을 맞은 부위에서 더욱 많은 살이 빠지도록 해주기에 체형교정 효과면에서 지방분해침의 우수성이 있다. 혼자서 10kg을 빼도 전혀 변화를 보이지 않던 허벅지살이 단지 5kg만 뺐는데도 눈에 띄게 날씬해지는 것은 지방분해침의 효과이다.

다만, 지방분해침을 맞으면서 생활습관이 날씬한 습관으로 바뀌지 않는다면 아무리 좋은 침과 한약으로 살을 뺀다고 해도 다시 살이 찐다. 다이어트에서 침은 보조적인 역할을 할 뿐이란 사실을 명심하자.

▶▶▶ 선생님, 세게 맞을수록 많이 빠지죠?

"선생님, 아프게 맞아야 지방이 많이 빠지는 거죠?"

"아파도 참아야죠. 예뻐지려면. 그런데 어느 정도까지 참는 게 좋을까요?"

"세게 맞으면 더 빨리 뺄 수 있지 않을까요?"

지방분해침을 맞는 환자들의 질문이다. 화끈한 것을 좋아하는 우리 한국인이다 보니 치료도 화끈하게 욱신욱신 몇 분 아프고 나면 완치되는 비만치료를 원하는 듯하다. 아프게 맞을수록 지방이 많이 녹을 것이라는 기대감 속에서 침 자극이 아파도 마냥 참는 환자들이 종종 있다. 그러나 지방분해침은 아파야만 살이 더 잘 빠지는 치료는 아니다.

혈관 및 신경의 분포가 풍부하지 않은 지방층에 침을 삽입하기 때문에 8cm의 장침이 들어갈 때도 많이 아프지 않을 뿐 아니라, 지방을 분해하기 위한 전류를 흘려보낼 때도 전류의 강도를 일부러 세게 해서 더 아프게 할 필요는 없다. 오히려 너무 센 자극으로 인해 혈관이 수축되면 모처럼 분해된 지방이 혈관으로 빨리 배출되지 못하기 때문에 마이너스라고 보아야 한다.

나는 위와 같은 질문을 하는 환자들에게 항상 이렇게 대답해 준다.

"기분 좋을 만큼만 참으세요."

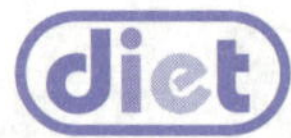

3. 이침요법

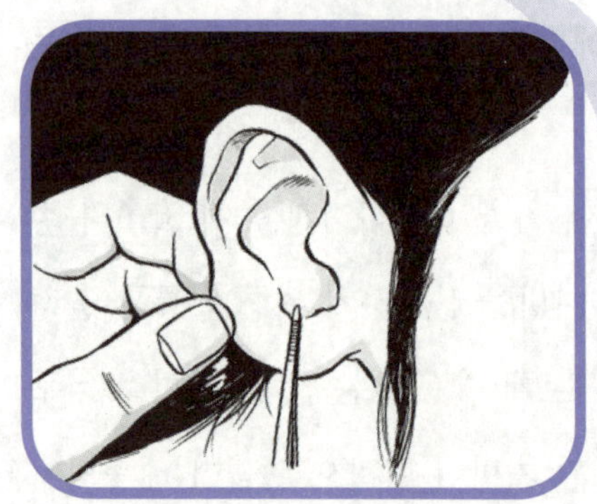

사람과 동물을 통틀어서 자율신경이 한 곳에 모여 매우 민감한 기관이 있다면 이 기관은 귀가 된다. 어른이나 아이나 크기의 차이가 별로 없는 부위로서 한의학에서는 귀를 오장육부를 모두 모아 놓은 작은 인체라고 생각한다.

스트레스나 호르몬 분비 이상은 자율신경과 관계가 있다. 스트레스, 자율신경부조 등에 의해 비만하게 된다는 것은 이제는 잘 알려진 사실이다. 스트레스가 쌓일 때는 귀를 만져 따뜻하게 하는 것도 하나의 좋은 스트레스 해소법이 된다.

몸 전체를 마사지하는 것은 번거로운 일이지만 귀마사지는 가벼운 기분으로 언제든지 할 수 있으며, 전신마사지와 비슷한 효과를 얻을 수 있다. 자율신경의 활동을 조절하여 신진대사를 활발하게 하는 간단한 귀마사지법을 소개한다.

그림을 보면서 다음과 같은 요령으로 마사지하면 된다.

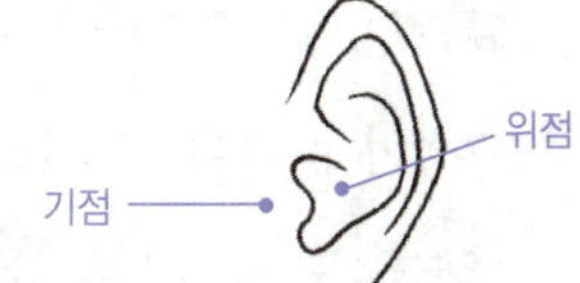

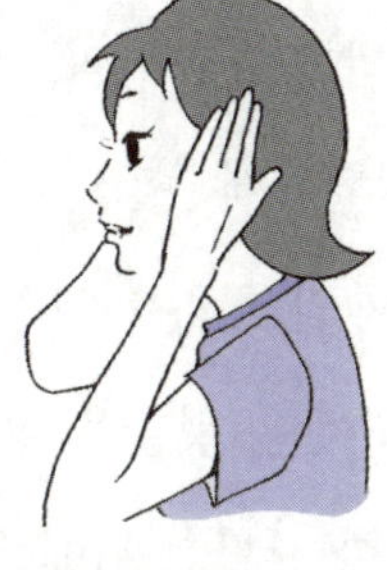

1 손바닥이 따뜻해지도록 마주 비빈 후, 양쪽 귀에 대고 앞뒤로 약 20회를 돌려준다.

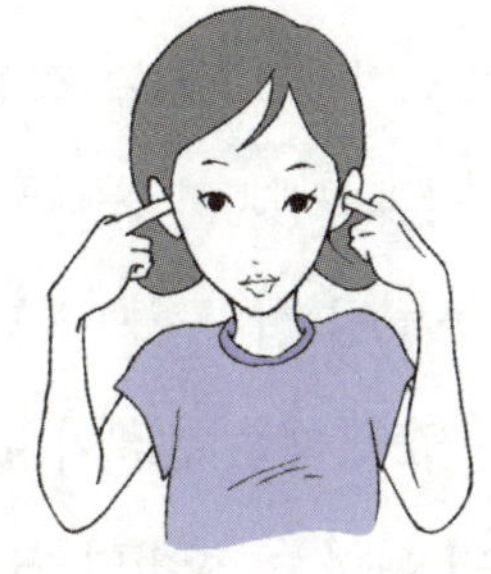

2 엄지손가락을 귀 뒤쪽에 대고 검지를 귓속에 넣고 귓구멍 안을 약 20회 앞뒤로 돌려준다.

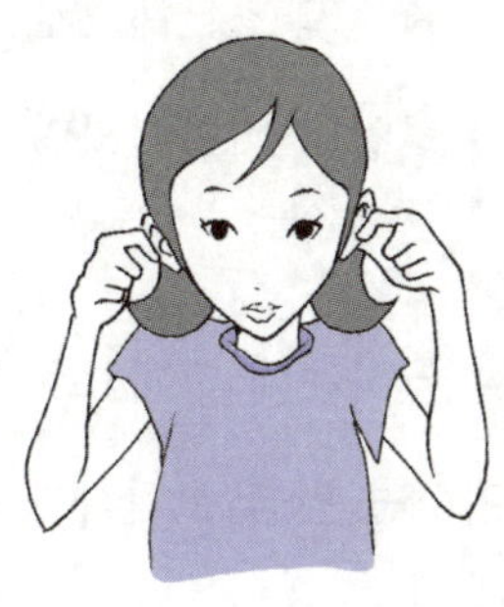

3 엄지손가락과 검지를 이용하여 귀 위쪽부터 귓불까지 차례로 가볍게 주무른다.

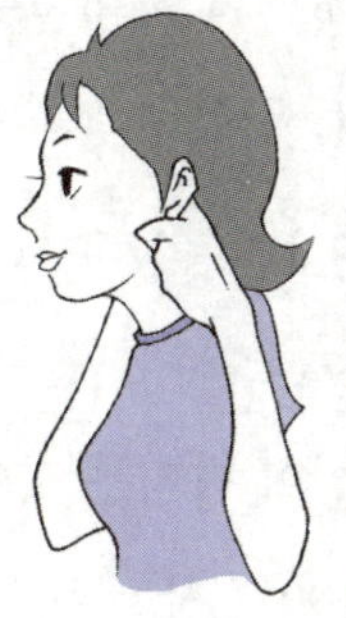

4 엄지손가락과 검지를 이용하여 귀 위쪽부터 귓불까지 차례로 가볍게 주무른다.

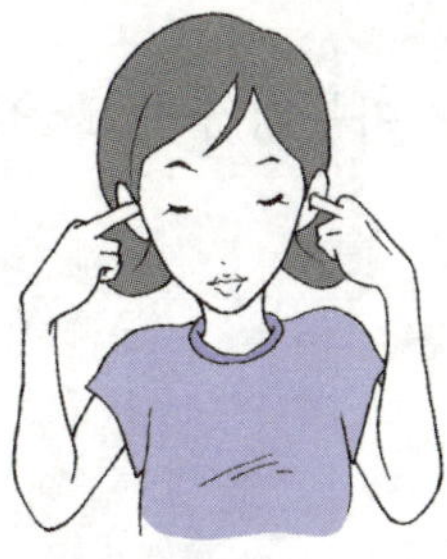

5 귓구멍, 귓바퀴, 귓불을 다시 한 번씩 마사지하면서 식욕억제효과가 있는 혈자리 '위점'과 '기점'을 손가락끝을 이용하여 가볍게 눌러준다.

살찌기 쉬운 체질은 음식이 어느 정도 몸 속에 들어오면 '배가 부르다' 는 신호를 받는 뇌의 포만중추 활동이 무던 사람들이 많다. '배부르다' 는 '포식신호' 가 뇌에서 느껴지기 어려우므로 자신도 모르는 사이에 과식하게 되는 것이다. 그런 경우에는 귀의 경혈점을 자극하는 방법을 응용해 볼 수 있다.

식욕과 상관이 있는 귀의 경혈점은 위점(胃點 : 귀의 중간부위)과 기점(飢點 : 귀의 앞부분으로 작게 구슬처럼 튀어나온 부위)이 된다. 이 경혈점에 '이침' (작은 압정처럼 생긴 침의 한 종류)을 삽입하게 되면 지속적으로 식욕억제의 효과를 얻을 수 있다. 이침을 구할 수 없을 때는 손끝이나 이쑤시개, 가는 봉과 같은 것들을 이용하여 경혈점을 자극하면 된다. 한방비만클리닉에 찾아가면 이러한 경혈점 위에 작은 압정 같은 침을 삽입하여 지속적인 자극이 가능하게 해준다.

이 경혈점을 자극하면 자율신경이 조절되어 섭식중추(배가 고프니 밥을 먹으라는 신호를 보내는 뇌의 센터)의 작용이 정상으로 돌아와 쓸데없는 과식 및 스트레스로 인한 폭식을 피할 수 있다. 자신도 모르게 먹고 나서 후회하는 타입의 비만이라면 이 경혈점을 매일 자극하는 습관을 들이는 것이 좋다.

다만, 귀의 경혈점 자극은 왕성한 식욕을 조절해주는 역할을 하는데 그치므로 혈자리를 눌렀다고 해서 살이 빠지는 것이 아니다. 식욕이 줄어드는 만큼 소식과 운동을 병행해야만 이침을 100% 활용했다고 할 수 있다.

다이어트의 성공은 날씬한 습관의 실천이라는 마무리가 중요하다.

4. 체침요법

　인체의 기혈 통로가 되는 12경락 위에 있는 혈자리를 자극하는 가장 기본적인 침 치료법을 체침요법이라 한다.

　사람마다 살이 찌는 원인이 다르듯 비만에 따른 증상에도 차이가 있는데 비만에 동반된 관절통증, 소화불량, 어깨결림, 부종, 두통, 현기증 등을 치료하는데는 체침요법이 유용하다. 특히 비만으로 인해 혈액순환장애, 부종이 나타난 경우에는 침치료가 기혈의 흐름을 개선해 주므로 한약 복용과 식사요법에 체침요법을 병행하면 보다 빠른 체중감량을 기대할 수 있다.

　또한, 부위별 사이즈감소를 위한 비만 치료시에 혈자리에 침을 놓는 일반적인 체침과는 별개로 뭉친 근육을 풀어 주기 위한 침요법을 활용하는 경우가 있다. 예를 들면, 심한 운동으로 종아리 근육이 뭉쳤을 때, 잘못된 자세로 어깨근육이 뭉쳐 어깨가 약간 올라간 듯 보일 때에도 문제가 되는 근육의 경결점을 침으로 풀어 주면 보다 아름다운 다리선 또는 어깨선을 만들 수 있다.

5. 경락요법

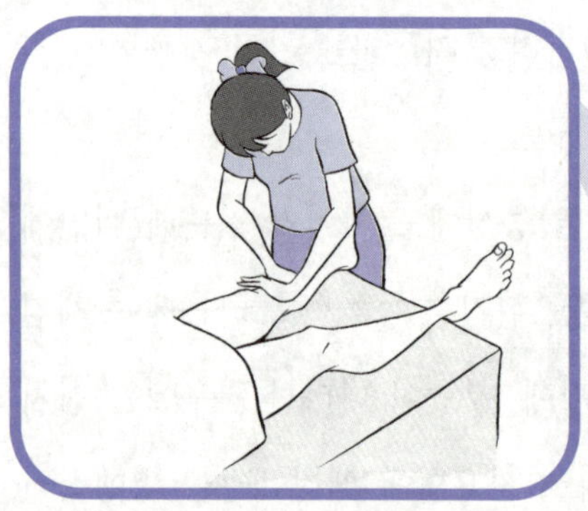

경락요법은 침, 뜸, 한약과 마찬가지로 한의학의 일부분이다. 한의학에서는 인체를 자연의 일부로 보고, 소우주라고 생각한다. 자연계가 절묘한 조화에 의해 운행되듯이 우리 몸도 인체 각 부위가 조화를 이루어 건강을 유지하게 된다. 우리 몸 전체의 밸런스가 깨져서 나타나는 것이 질병이듯이 부분비만도 전체의 밸런스가 어그러져서 생겨나는 것으로 보는 것이 한의학적 해석이다. 기혈의 순조로운 흐름이 망가진 부분이 있다면 그 부위 혈자리를 마사지하는 습관을 기르자. 상하 좌우의 기혈의 흐름이 조화를 이루도록 하면 보다 균형 잡힌 몸매를 가질 수 있다.

▶▶▶ 12경락

경락요법을 제대로 활용하기 위해서는 기본적으로 알아야 할 것들이 있다. 마사지는 무조건 주무르기만 하면 되는 것이 아니다. 기혈의 흐름을 알아야 하고 자극을 주어야 하는 포인트를 알아야 하며, 손으로 자극을 주는 방법을 이해해야 한다. 기혈의 흐름에 반대방향으로 잘못 마사지하면 부은 다리가 오히려 더 부어오르고 얼굴이 작아지기는커녕 얼굴비만이 더 심해질 수도 있다.

우선 12경락의 흐름을 살펴보자.

경락이란 몸 위에 있는 기(氣)와 혈(血)이 지나다니는 길이라고 보면 된다. 한방에서 기혈이라고 하면 혈액, 에너지, 감각, 기력 등 살아가기 위해 필요한 생명에너지

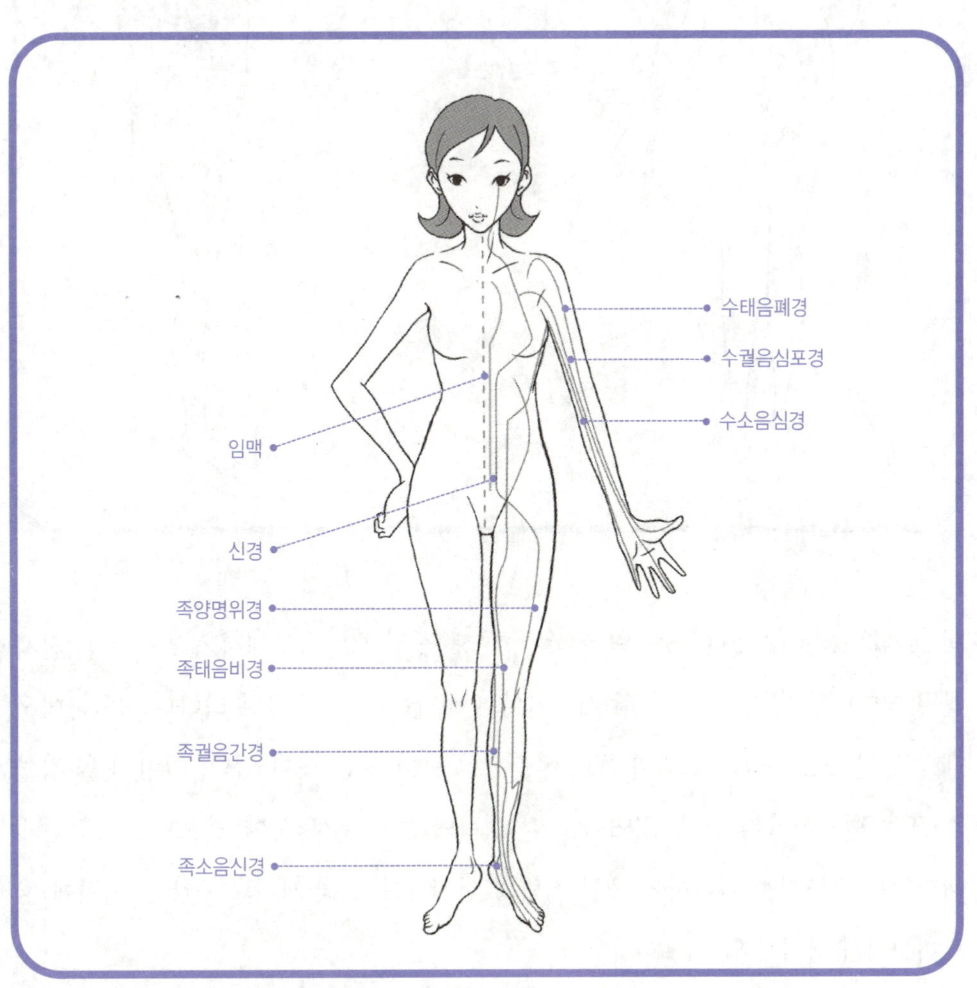

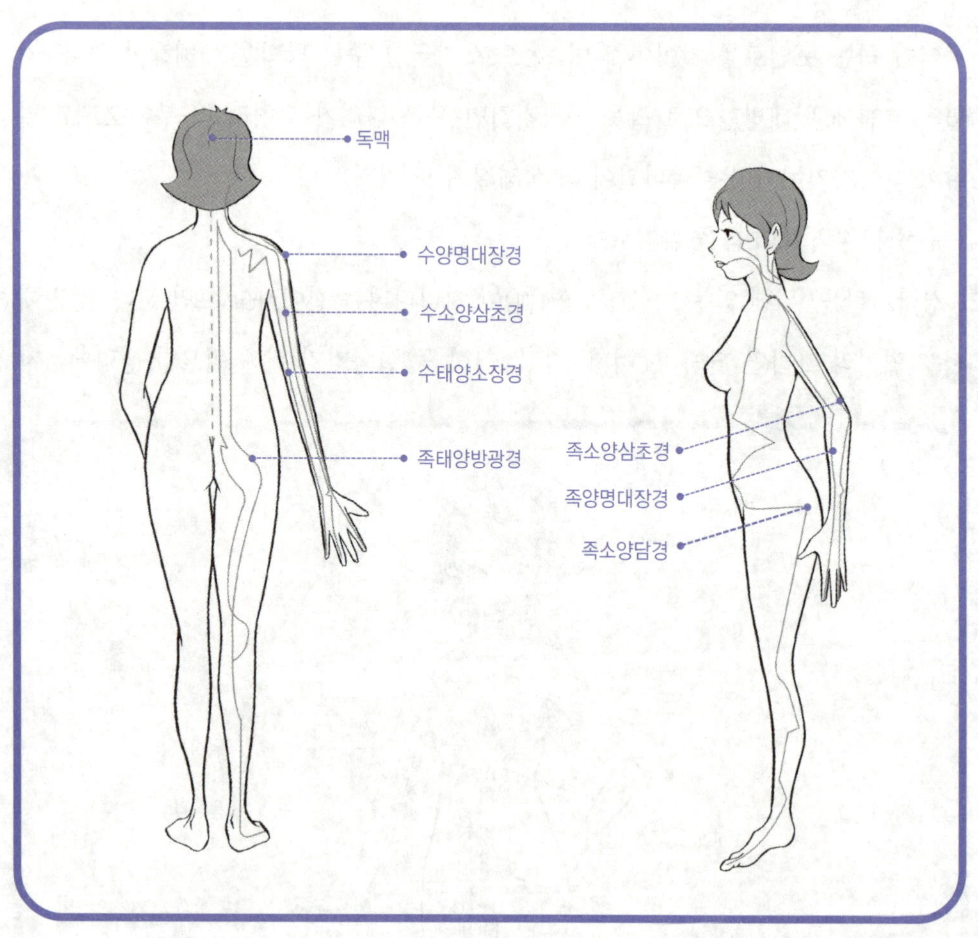

의 총체라고 할 수 있다. 12경락은 심장, 대장 등 각 오장육부에서 출발하여 몸 전체를 흘러다니고 있다. 경락이 해당 장기에서 시작하여 몸 속을 흘러다니다가 군데군데 체표면으로 올라와 기혈의 에너지가 많이 모여 있는 곳이 있다. 이런 곳을 경혈점 또는 혈자리라고 한다. 경혈점은 각 경락의 흐름 위에 놓여 있으므로 체표면에 나타나는 경혈점을 자극하여 해당 경락의 전체 흐름을 좋게 할 수 있다. 여기에 경락마사지의 장점이 있다.

● 경혈점 찾기

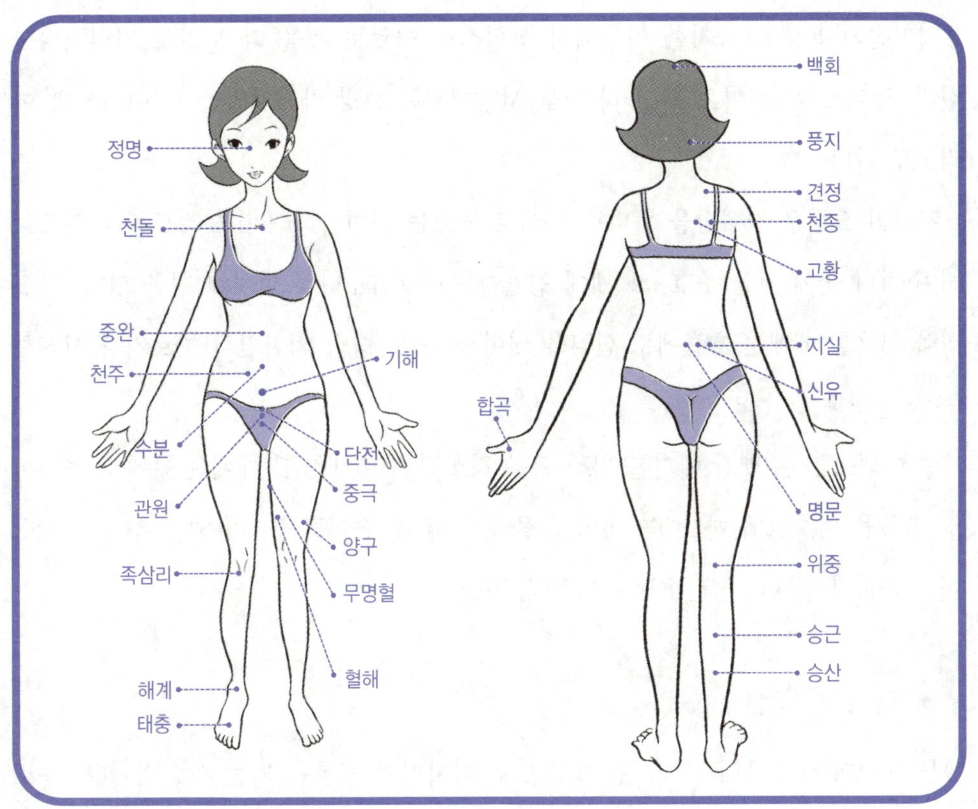

>>> 경락마사지법

경락마사지는 침치료법과 부항치료법에 비해 자극효과는 떨어지지만, 시간과 장소에 구애받지 않고 활용할 수 있다는 장점이 있으므로 부분비만 치료시 꾸준히 병행하도록 하자.

경혈점을 자극하는 기본 방법에는 '누르기', '주무르기', '두드리기', '문지르기' 네 가지가 있다.

엄지손가락 또는 중지를 이용해서 경혈점을 누르는 것을 다른 말로 지압이라고 한다. 일어로는 '시아츠' 라고 하는데, 서양에서는 한방 마사지법을 '시아츠요법'이라고도 한다.

지압의 요령은 경혈점을 똑바로 아래로 누르는 것이다. 5 ~ 6초 정도를 기본으로 하여 하나 둘에 힘을 주고, 셋 넷에 힘을 지속시키고, 다섯 여섯에 힘을 뺀다. 경혈점을 자극할 때에는 호흡에도 신경을 써야 하는데, 숨을 내쉬면서 누르기를 시작하는 것이 좋다.

변비 해소 또는 뱃살 빼기를 위해 복부 경혈점 누르기를 할 때에는 똑바로 누워서 양 손등을 마주보게 하고 T자형의 손을 만들어 네 손가락을 사용해 눌러주는 방법이나 손바닥 전체로 눌러주는 방법을 응용한다.

● 주무르기 - 유연법

뭉친 근육을 주물러 풀어주는 방법으로 마사지의 기본이 되는 시술법이다. 주로 옆구리 부분비만, 어깨 근육 및 다리의 피로를 풀어줄 때 사용된다. 엄지손가락의 가운데 부분을 결리는 곳 주변에 붙이고, 엄지손가락을 뺀 나머지 네 손가락으로 근육을 집어 올리듯이 마사지한다. 너무 세게 주무르면 마사지 당시는 시원한 느낌이 들어도 나중에 오히려 더 근육이 경직될 수 있으므로 주무를 때 되도록 가볍게 힘을 주는 것이 좋다.

● 두드리기 - 고타법

가장 많이 알려진 마사지법으로, 손바닥이나 손의 측면, 주먹을 가볍게 쥐고 두드려 뭉친 곳을 풀어주는 방법이다. 어깨, 등, 허리, 다리, 발 등 몸 전체 마사지에 응용한다. 두드릴 때의 '통통' 거리는 소리 때문에 더 시원한 느낌이 들지만 지나치면 오히려 혈관을 수축시켜 근육의 피로를 불러오는 가장 위험한 마사지법이므로 적당한 강도로 두드릴 수 있도록 훈련한다.

● 문지르기 - 경찰법

손바닥을 피부에 대고 문지르는 방법이다. 문지르기 전에 양 손바닥을 마주 비벼 손바닥이 충분히 따뜻해진 후에 시술하도록 한다. 손의 따뜻한 기운과 문지르는 동작을 통해 혈액순환을 촉진시켜 주므로 부종제거용 크림과 병행하면 좋다. 한 개의 경혈점만을 자극한다기보다 여러 개의 경혈점을 동시에 부드럽게 자극할 수 있으므로 다리 부종, 복부비만, 엉덩이, 허벅지비만 등 넓은 부위에 활용할 수 있다. 마사지의 처음과 마지막 동작은 문지르기 동작으로 하는 것이 좋다.

▶▶▶▶ 실전 경락마사지

1) 얼굴 경락마사지

① 찬죽(攢竹)

● **위치** : 눈썹 안쪽 바로 아래 약간 들어간 곳에 위치한다. 눈두덩이 부었을 때 이 경혈점을 눌러주면 점차로 부종이 사라지고 시력도 산뜻해짐을 느낄 수 있다.

● **지압법** : 양손의 엄지손가락을 찬죽혈에 대고 나머지 손가락으로 이마를 지탱하듯이 하면서 가볍게 눌러준다. 머리를 약간 숙이는 듯한 자세로 적당한 힘을

주어 지압하는 것이 포인트이다. 너무 세게 지압하면 오히려 눈 주위 혈액순환

을 악화시켜 눈의 피로감이 더 심해진다.

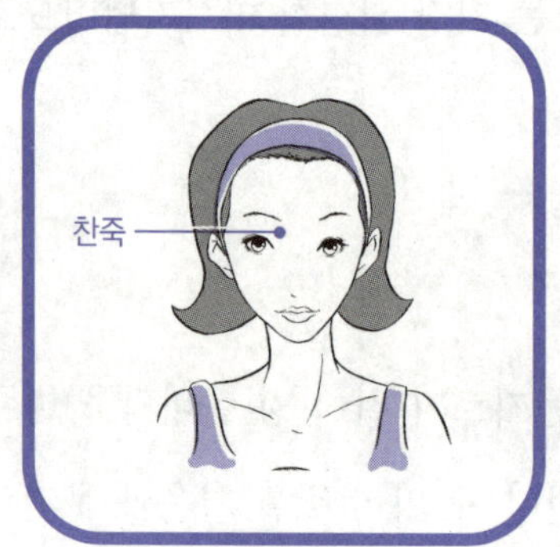

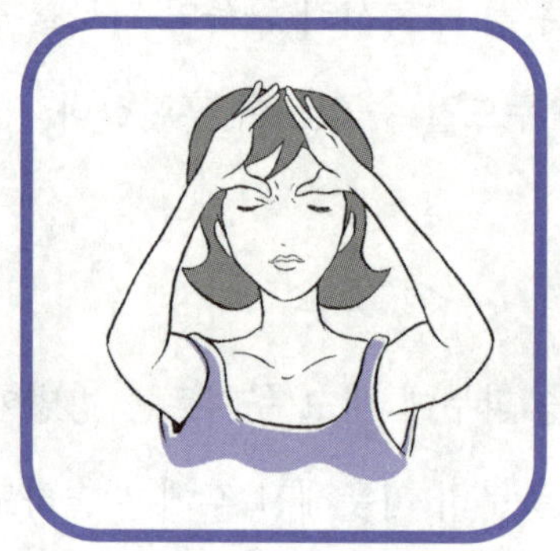

② 태양(太陽)

● **위치** : 눈꼬리에서부터 시작하여 머리카락이 난 옆 얼굴선까지 수평으로 눌러

가다보면 움푹 들어간 곳이 있다. 이 곳이 태양혈이다. 손가락을 댄 채 턱을 움

직여 보아 움직임이 느껴지면 바로 그 곳이 태양혈이다. 태양혈은 얼굴 혈액순

환 개선에 매우 중요한 경혈점으로 부종, 살처짐, 눈가주름 예방에 좋다.

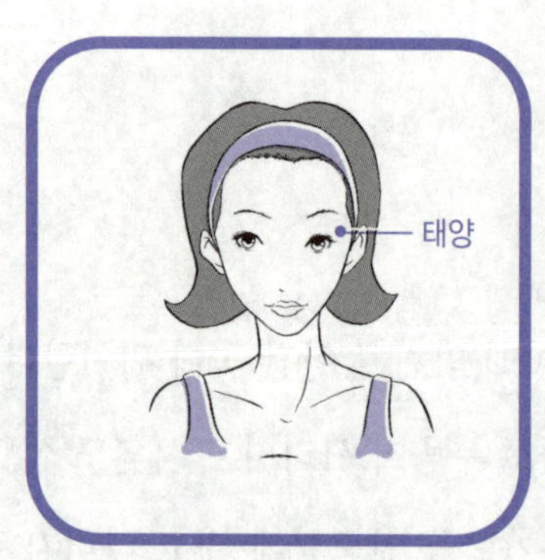

● 지압법

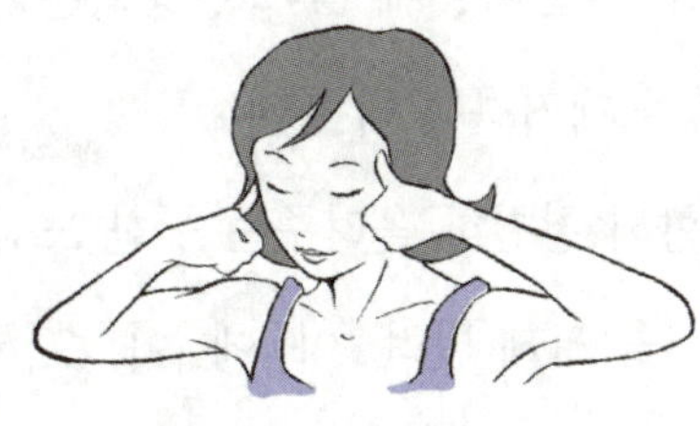

1 양손의 엄지손가락을 태양혈에 대고 가볍게 누르기 시작하여 점차로 힘을 주어가며 눌러준다. 나머지 네 손가락은 동그랗게 말아올린다.

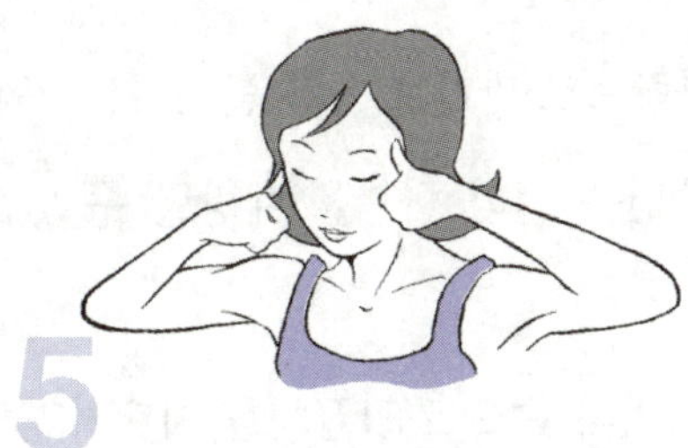

3 눈두덩 위를 눈머리에서 눈꼬리를 향해 천천히 문질러준다.

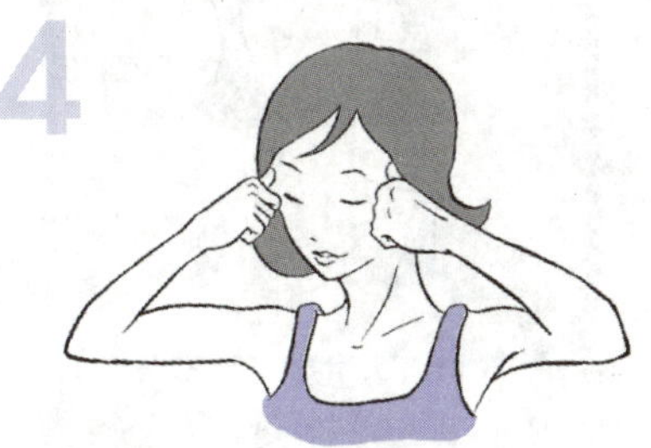

5 엄지손가락으로 태양혈을 누른 채 나머지 손가락은 펴서 턱선에 대고 가볍게 눌러준다.

2 엄지손가락으로 태양혈을 눌러가면서 말아올린 검지로 눈 아래선을 따라 눈꼬리에서부터 눈머리까지 천천히 문지르듯 눌러준다.

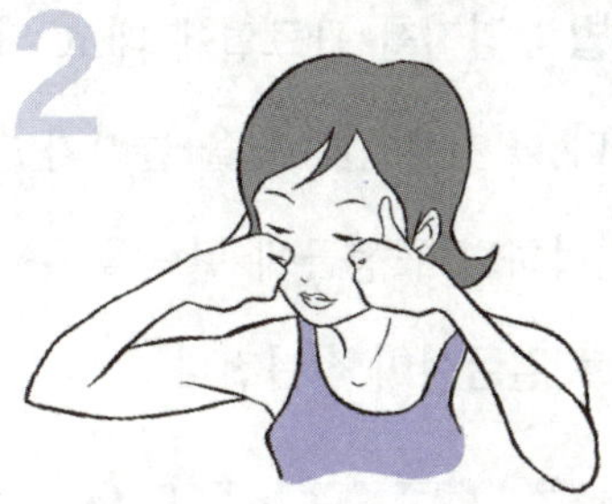

4 눈 주위를 동그랗게 문지르듯 지압하는 동작을 10회 반복한다.

6 네 손가락을 턱에서 이마까지 아래에서 위로 점차로 옮겨가며 눌러주고 이마선을 따라 가볍게 손가락 안쪽으로 마무리 지압을 해준다.

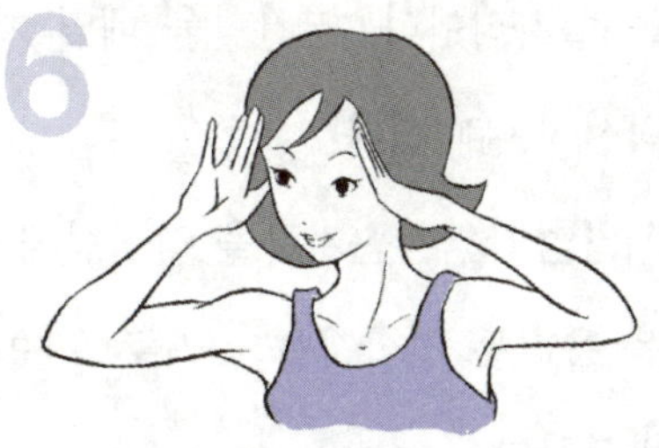

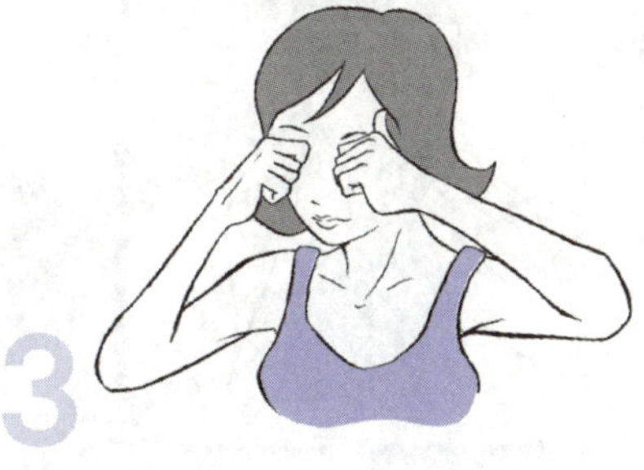

③ 관료(觀髎)

● **위치** : 눈꼬리의 수직선과 얼굴뼈의 아랫선이 만나는 점에 위치한다. 관료혈은 안면의 중요한 신경이 지나가는 자리로 얼굴미용에 많이 활용되는 경혈점이다. 얼굴근육에 탄력을 주며, 얼굴 부종을 제거하는 데 좋다.

● **지압법** : 검지를 관료혈에 대고 위를 향해 천천히 올려주는 듯한 느낌으로 자극한다. 검지로 관료혈을 눌러가면서 입을 크게 벌려 '아, 에, 이, 오, 우' 발음을 반복하면 표정근에 탄력을 주어 부종을 제거하는 동시에 퍼밍효과를 가져오므로 얼굴선이 작아진다.

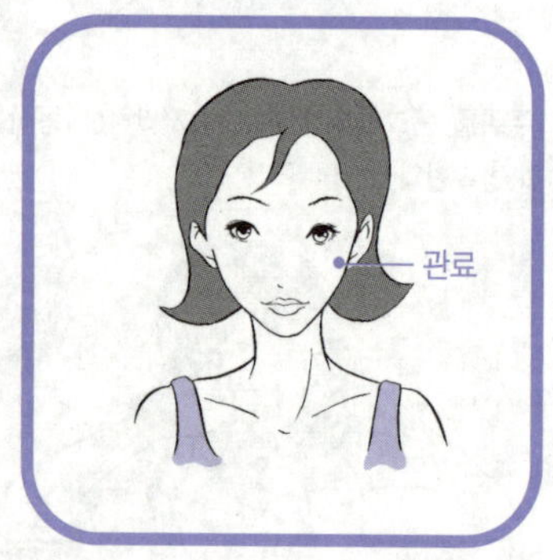

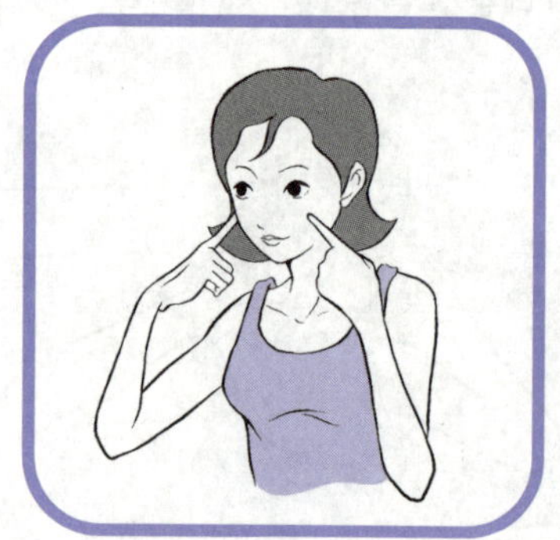

④ 염천(廉泉)

● **위치** : 고개를 약간 들고 턱 아래를 손가락으로 만져보아 쏙 들어가는 곳에 있는 혈자리이다. 염천혈을 매일 자극해주면 턱선의 처짐을 예방할 수 있으며, 턱선이 예뻐진다.

● **지압법** : 엄지손가락을 염천혈에 대고 나머지 손으로 팔꿈치를 지탱하면서 턱을 올리듯 경혈점을 눌러준다. 리듬감 있게 힘을 주었다 뺐다 하면서 지압을 반복한다.

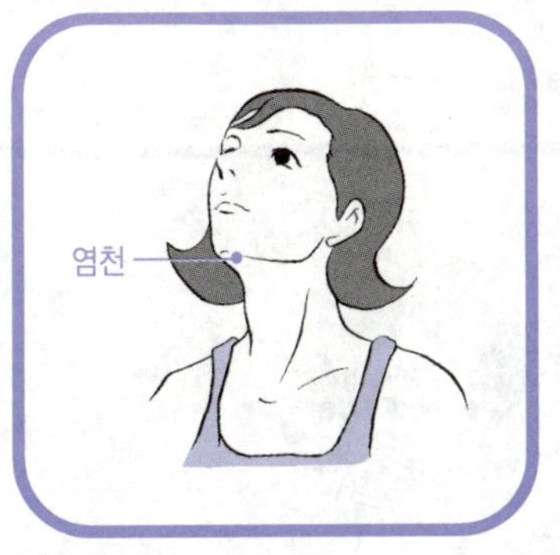

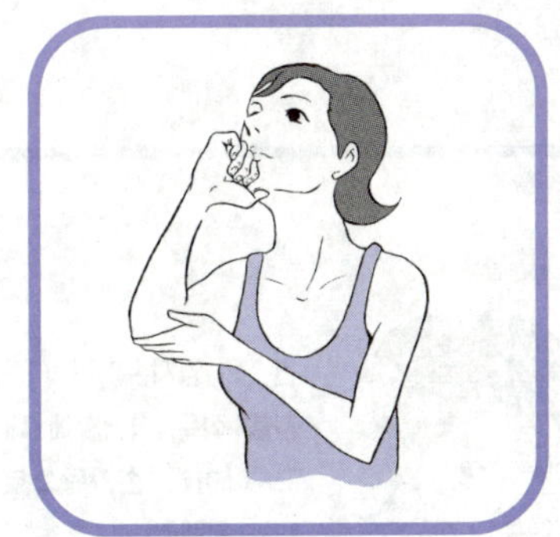

⑤ 협거(頰車)

● **위치** : 귀 아래 턱 옆선의 약간 안쪽에 나와 있는 근육을 잘 만져보면 약간 들어간 자리가 협거혈이다. 턱관절 아래에 위치하므로 얼굴이나 턱의 부종을 해소하여 얼굴선을 매끈하게 하는 효과가 있다.

● **지압법** : **방법 1.** 양손의 엄지손가락을 염천혈에 대고 검지와 중지로 협거혈을 눌러준다. 아래에서 위를 향해 약간 힘을 주어 문지르듯이 눌러준다.

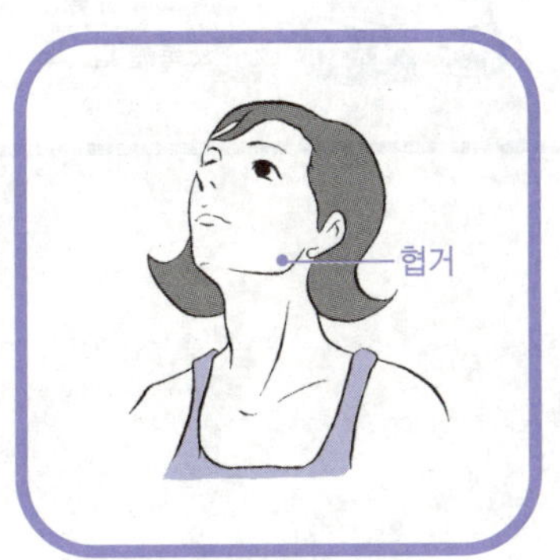

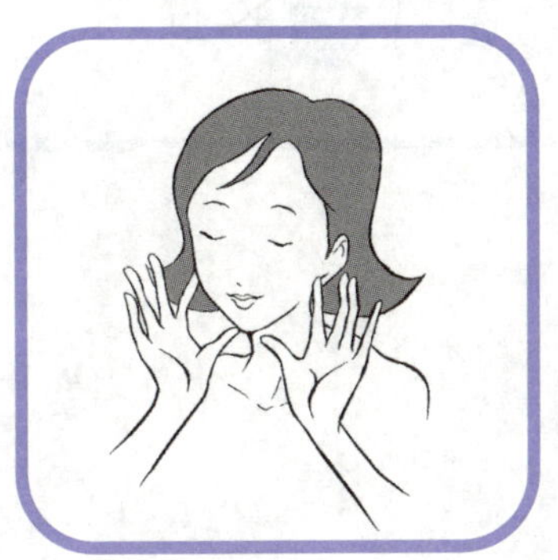

방법 2.

1
왼손의 엄지손가락과 중지를 좌우 협거혈에 대고 나머지 손가락으로 턱을 지탱한다.

2
오른쪽 손바닥을 콧망울 위로 대는 듯한 느낌으로 오른손가락을 이용하여 양측 관골혈에 댄다.

3
위와 같이 관골혈과 협거혈을 눌러주면서 양손을 좌우 반대방향으로 비틀어 준다.

4
좌우 번갈아 비틀기를 2~3회 천천히 반복하되, 아래로 처지지 않도록 수평을 유지하도록 한다.

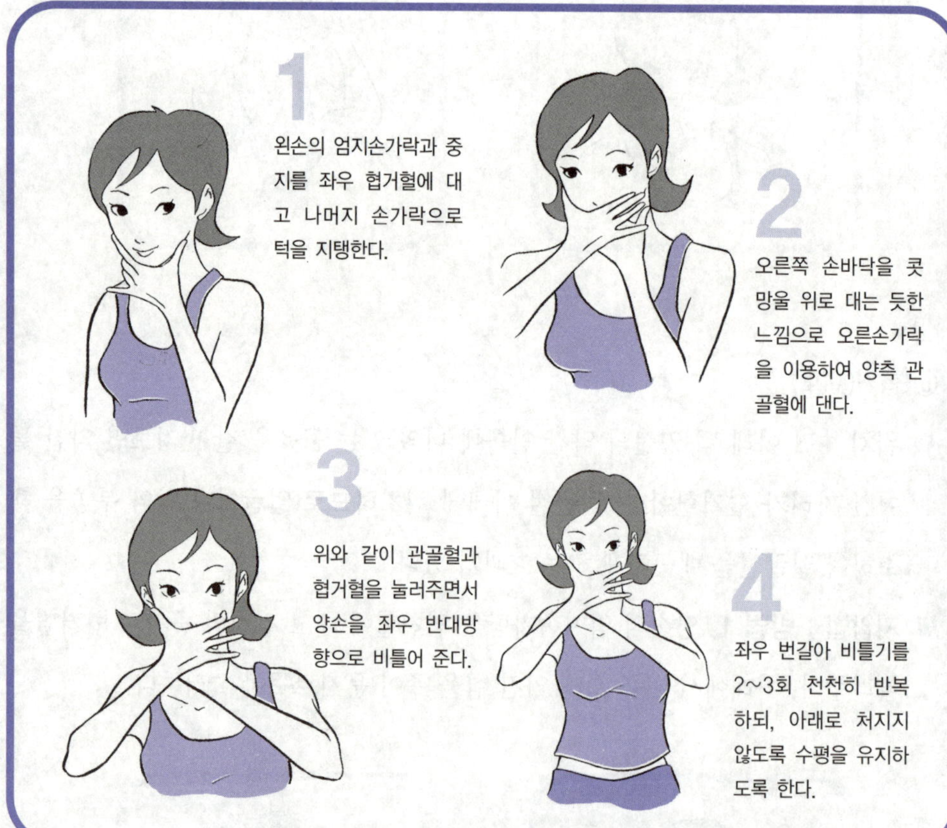

① 중완(中脘)

- **위치** : 중완은 몸의 중심선에서 배꼽과 명치의 중간에 위치한다. 중완을 자극하면 자율신경의 활동을 안정시키므로 스트레스성 과식을 피할 수 있다.
- **지압법** : 양손의 검지와 중지를 중완에 대고 숨을 내쉬면서 눌러준다. 너무 세지 않게 기분 좋을 정도로 눌러준다. 단, 식사 직후에는 피하도록 한다.

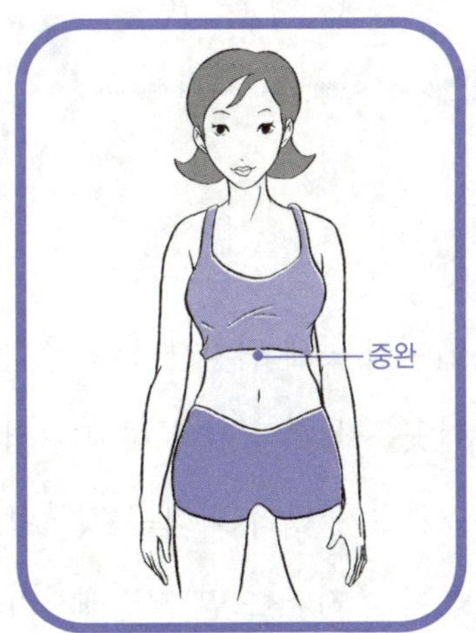

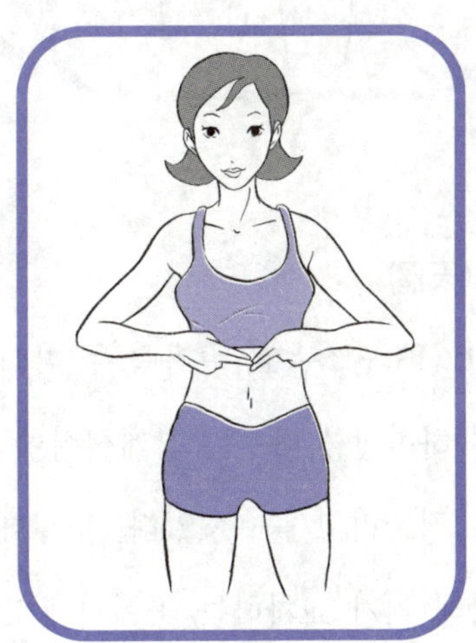

② 수분(水分)

- **위치** : 배꼽에서 손가락 한 마디 정도 올라간 자리에 있다. 손가락으로 눌러보면 다른 부위에 비해 예민한 자극이 느껴진다. 수분은 이름에 나타난 것처럼 체내의 수분대사를 좋게 하는 경혈점으로 부종성 비만에 활용할 수 있다.
- **지압법** : 양손의 검지와 중지를 수분혈에 대고 몸을 약간 앞으로 굽히는 듯한 자세로 눌러준다. 등이 둥글게 굽혀지지 않도록 바로 세운 자세를 유지하면서 허리만 숙여준다.

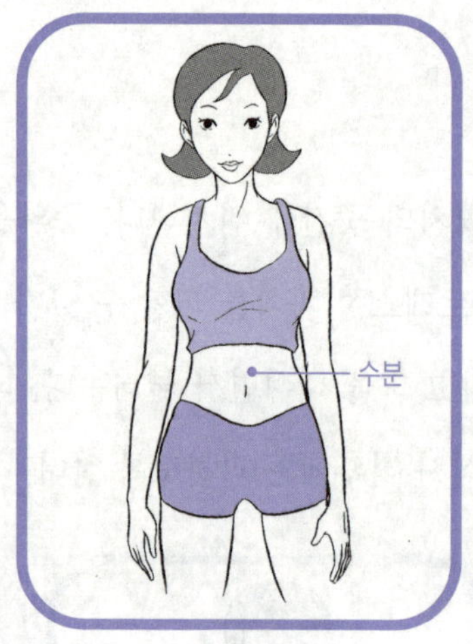

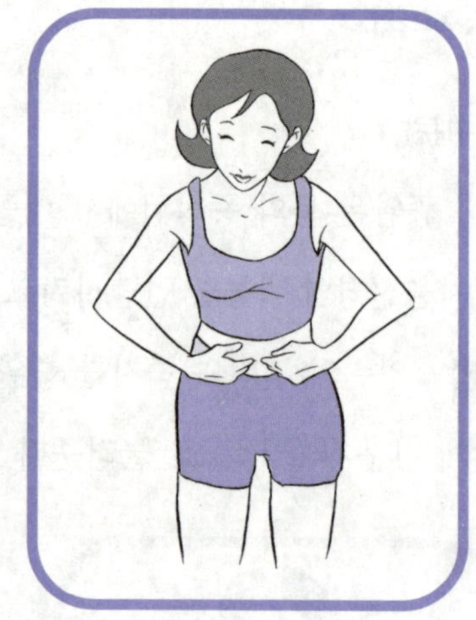

③ 천추(天樞)

● **위치** : 배꼽 좌우로 손가락 두 마디 정도 떨어진 곳에 위치한다. 천추혈은 상반신과 하반신을 나누는 경계선상에 있다. 이곳은 상체의 기와 하체의 기가 교차하는 장소라고 볼 수 있다. 도로에서도 교차로가 많이 막히는 것처럼 인체의 위아래 기가 교차하는 곳이기에 기의 흐름이 좋지 않으면 지방대사가 원활치 못해 천추혈 부위에 쌓이게 된다. 평소 천추혈을 마사지하는 습관을 들여서 기의 운행을 좋은 상태로 유지하도록 하자.

● **지압법** : 양손의 검지와 중지를 천추혈에 대고 숨을 내쉬면서 눌러주고, 숨을 들이쉴 때 손가락에 힘을 빼도록 한다. 호흡에 맞추어 리듬감 있게 지압한다.

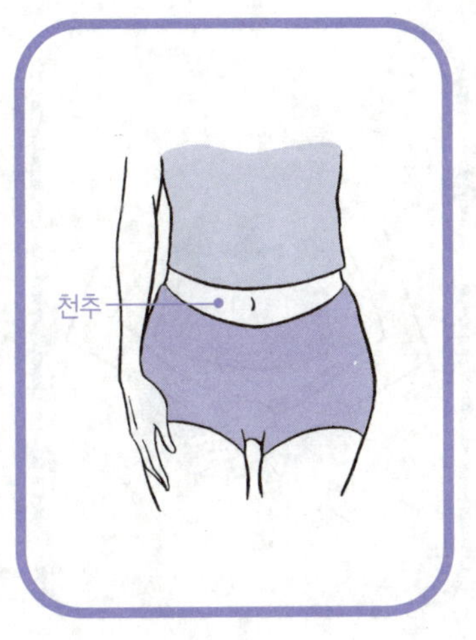

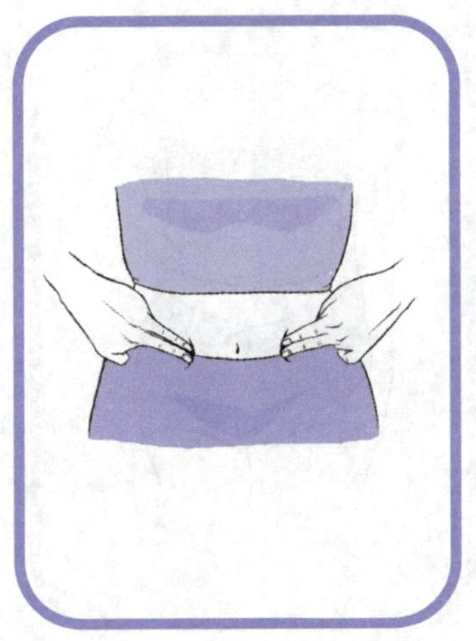

④ **기해(氣海)**

● **위치** : 기해혈은 배꼽에서 손가락 두 마디 정도 아래에 위치한다. 이름에 나타
난 바와 같이 기의 바다에 해당하여 몸 전체를 흐르는 기가 모이는 장소이다.
자율신경의 부조를 회복시키고 마음을 안정시켜 초조감, 불안감, 우울 등의 증
상을 해소시키므로 스트레스성 과식을 예방하는데 도움을 준다.

● **지압법** : 기해혈은 비교적 자극이 강한 경혈점이므로 손가락으로 누르는 것보
다는 양손을 겹쳐서 손바닥 전체로 천천히 부드럽게 눌러주는 것이 좋다. 지압
할 때 기운을 불어 넣는다는 기분으로 눌러준다.

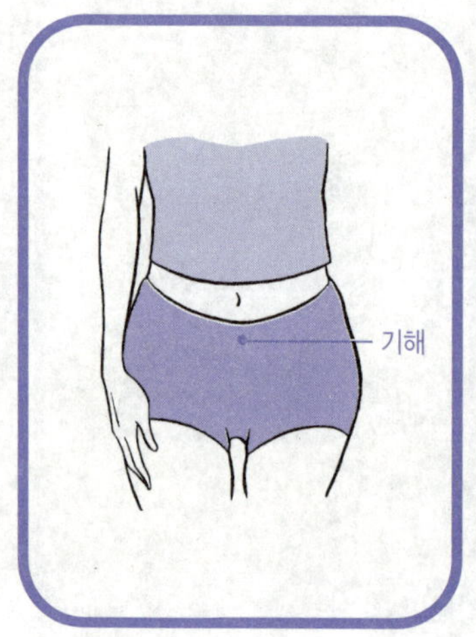

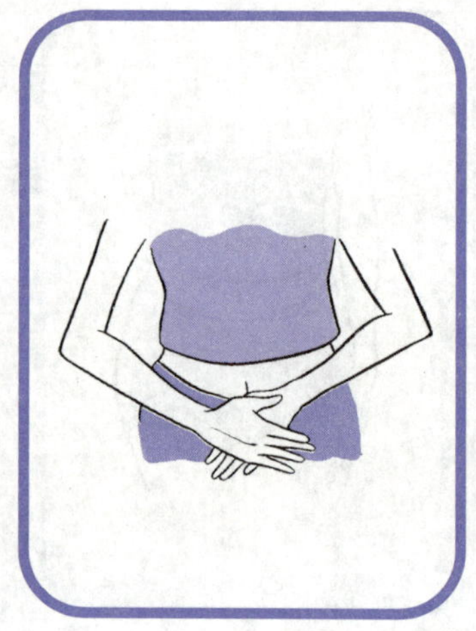

3) 허리 경락마사지

① 신유(腎俞)

● **위치** : 배꼽과 같은 높이의 척추선에서 손가락 두 마디 떨어진 곳에 위치한다. 신장의 중요한 기능 중 하나가 혈액 중의 노폐물을 소변으로 배설하는 것이다. 다이어트중 노폐물의 빠른 배설을 위해 수시로 눌러주는 것이 좋다.

● **지압법** : 엄지손가락은 신유혈에 대고 나머지 손가락은 허리를 움켜쥐듯하여 누르면서 주물러 준다. 양쪽 다리를 어깨 너비만큼 벌리고 똑바로 서서 지압한다.

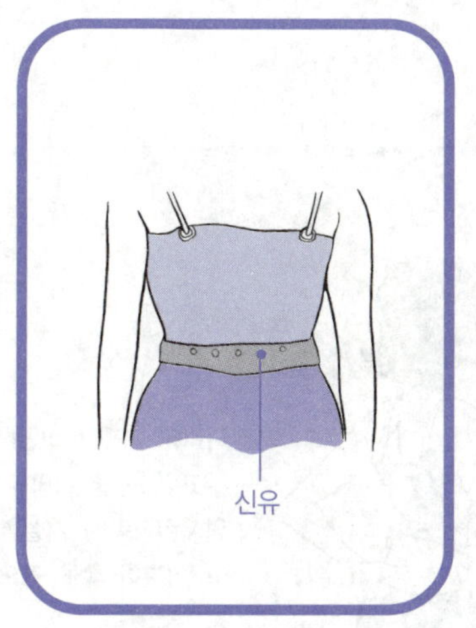
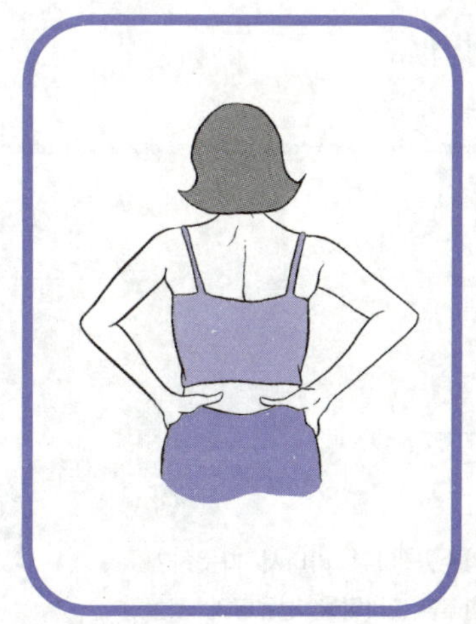

② **지실(志室)**

● **위치** : 신유혈에서 손가락 두 마디만큼 바깥쪽으로 떨어진 곳에 위치한다. 지
실혈은 신유혈과 마찬가지로 신장의 기능을 활성화시켜 노폐물 배설에 도움을
주며, 피로감 · 권태감 · 부종 등을 해소시킨다.

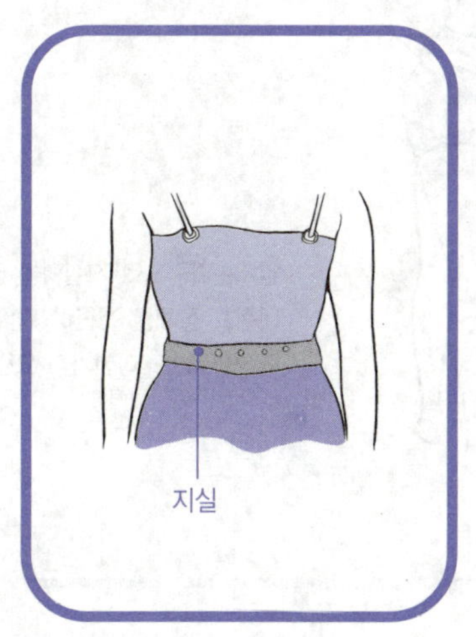

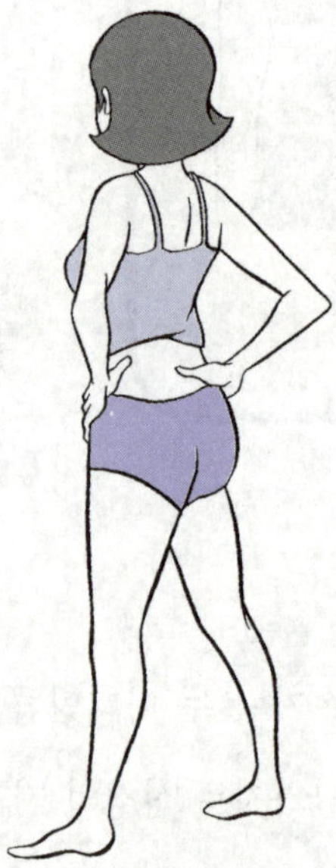

1

다리를 어깨 너비만큼 벌려 주고 양손을 허리에 대고, 엄지손가락은 지실혈에 대고 기분이 좋을 정도로 꼭 꼭 눌러준다.

양손을 마주 비벼서 따뜻하게 한 후 손바닥을 신유혈과 지실혈에 대고 약간의 힘을 주어 위아래로 문지른다.

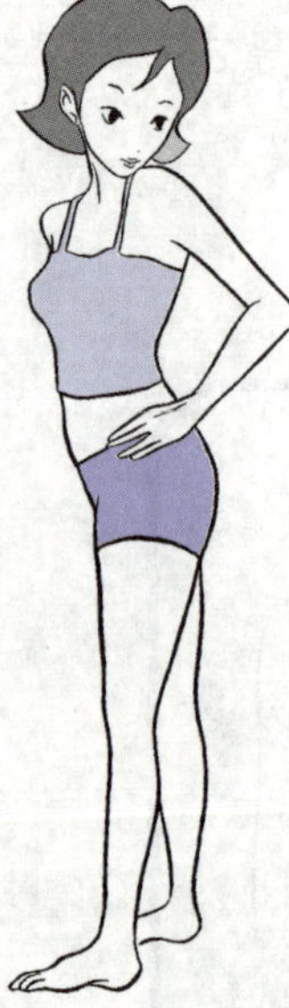

2

엄지손가락으로 지실혈을 눌러가면서 숨을 내쉬고 상체를 천천히 뒤를 향해 비틀어준다. 반대편도 마찬가지 요령으로 반복한다.

4) 허벅지 경락마사지

① 혈해(血海)

● **위치** : 혈해혈은 무릎뼈의 안쪽에서 약 2.5cm 위쪽에 있다. 생리통, 갱년기장애에도 활용해 볼 수 있는 곳으로, 허벅지 비만해소에 빼놓을 수 없는 혈자리이다.

● **지압법** : 엄지손가락을 혈해혈에 두고, 아래쪽을 향하여 누르면서 주물러준다. 나머지 네 손가락으로 무릎을 감싸 안듯하여 다리를 지탱하도록 한다.

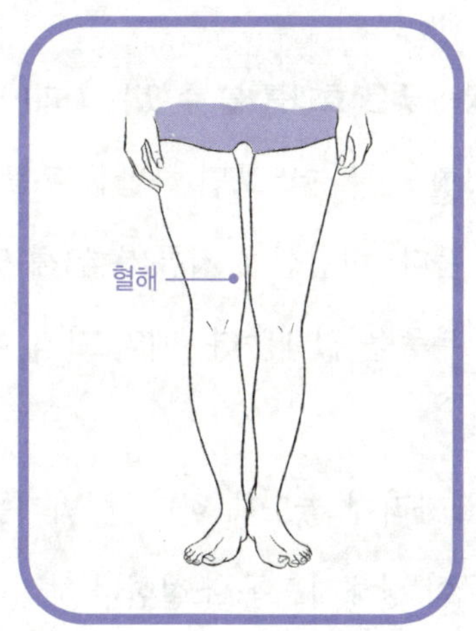

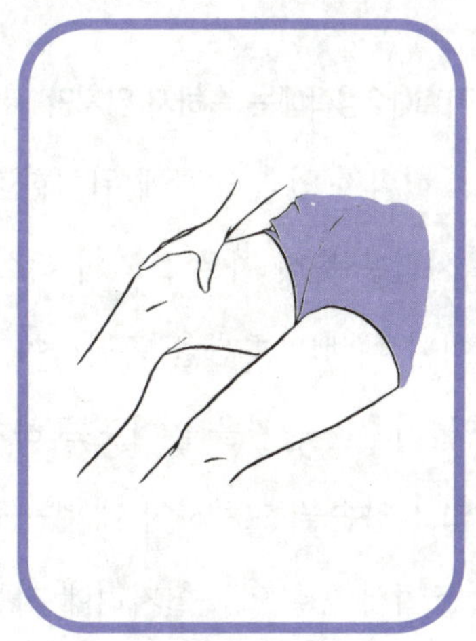

② 삼음교(三陰交)

● **위치** : 삼음교는 간장, 비장, 신장 3개의 경락이 함께 모이는 자리. 이 경혈점을 눌러주면 체내 노폐물을 효율적으로 배출하여 주므로, 부종형 비만 해소에 좋다.

● **지압법** : 엄지손가락을 삼음교 혈자리에 두고, 나머지 네 손가락으로 발목을 감싸 안듯하여 지탱하도록 한다. 다리뼈를 향해 조금은 강한 힘으로 꾹 누르도록 한다.

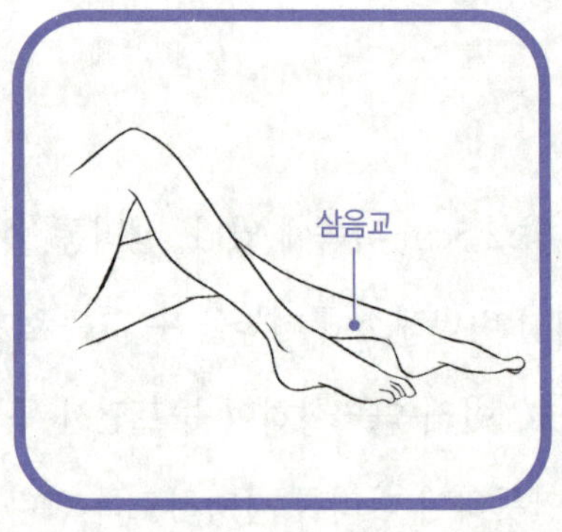

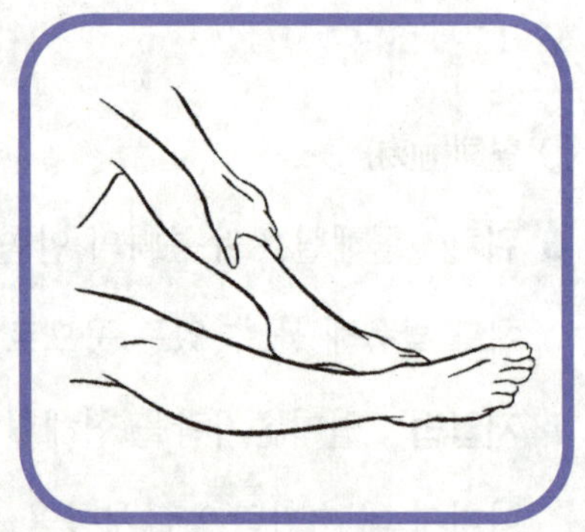

③ 경외기혈(12경락에는 속하지 않지만 지압을 통해 좋은 효과를 볼 수 있는 자리)

● **위치** : 허벅지 안쪽 중간에 위치한 경외기혈을 꾹 눌러보면 하반신 부분비만이 있는 사람은 특히 아픈 느낌이 확실하게 든다. 하반신에 저류(底流)해 있는 임파액이나 체액의 흐름을 촉진하여, 다리 부종을 없애준다. 매일 저녁 이 혈자리를 눌러주는 습관을 들이도록 하자.

● **지압법** : 양손을 교차하여 네 손가락을 혈자리에 놓도록 한다. 허벅지를 안쪽으로 조여서 손끝으로 혈자리에 가는 자극이 강해지도록 조절한다.

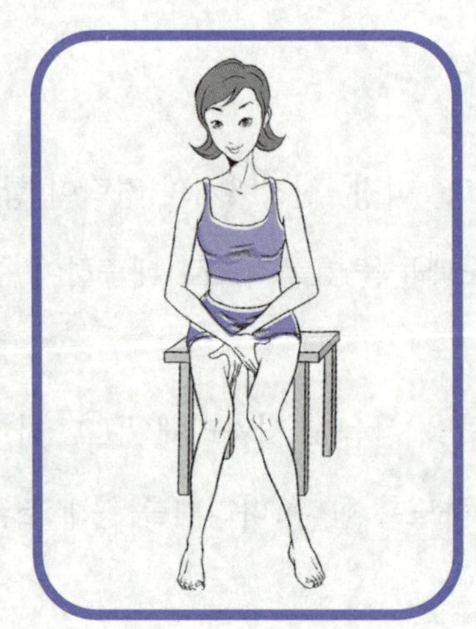

5) 종아리 경락마사지

① 승산(承山)

● **위치** : 종아리 중앙선에 위치한다. 엄지손가락으로 발목부터 종아리쪽으로 쭉 훑어올리다 보면 멈춰 서는 자리이다. 손끝으로 세게 눌러보면 강한 통감이 느껴진다.

● **지압법** : 몸을 앞으로 숙이는 듯하여 양손으로 종아리를 감싸 안고 중지를 겹쳐서 앞쪽으로 누르는 느낌으로 주물러 준다.

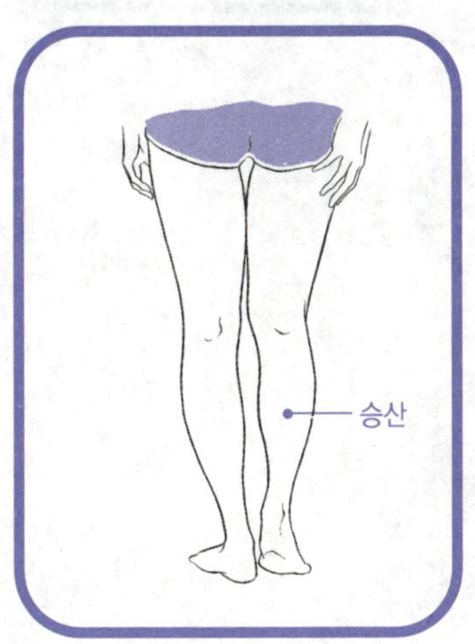

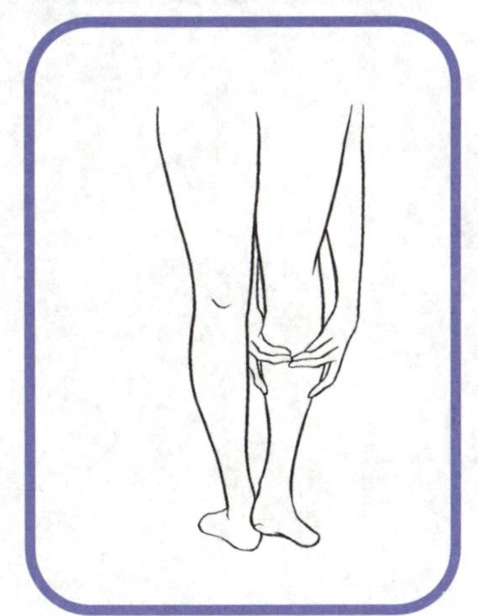

② 승근(承筋)

● **위치** : 무릎 안쪽 오금 선의 중앙과 승산혈의 중간 부위이다. 종아리 근육의 중앙선 중에 가장 볼록 나온 곳이다.

● **지압법** : 승산과 같은 방법으로 마사지해준다. 중지를 겹칠 때에는 여성은 오른쪽 손이 아래로 가도록 한다.

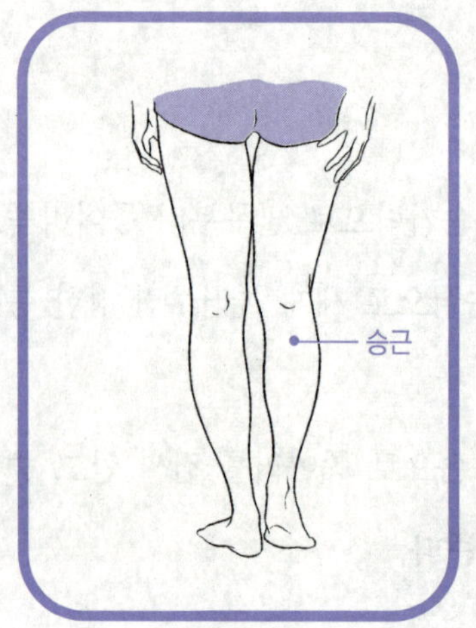

승근

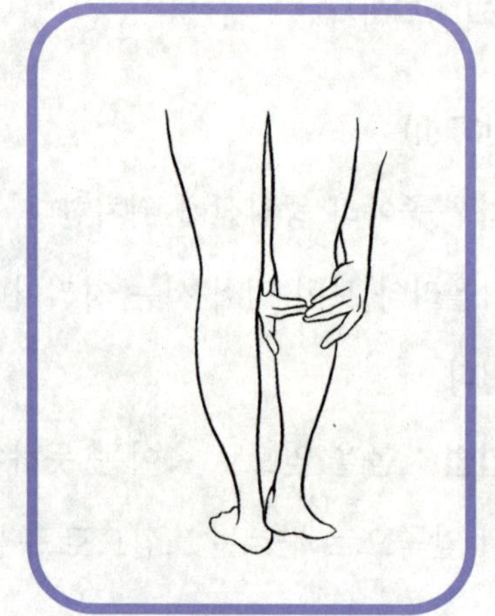

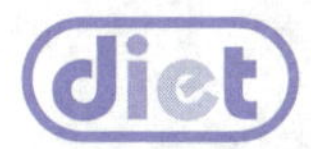

6. 림프배액요법

>>> 림프배액요법(Lymph Drainage)이란?

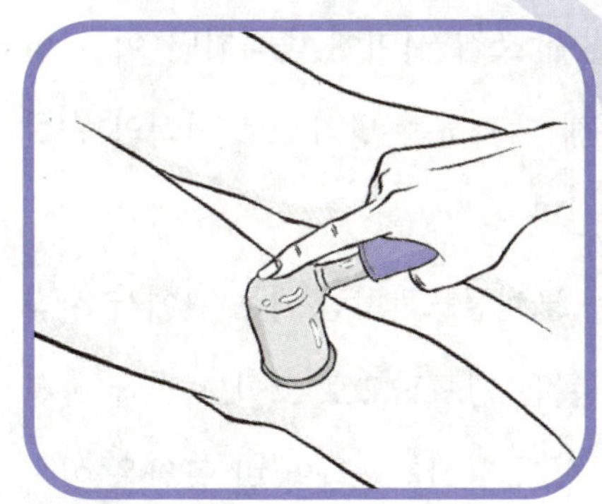

1930년대에 에밀 보더가 몸 안의 림프 흐름대로 마사지를 해줌으로써 부종을 제거하는 림프마사지를 창안하였다. 한편 동양에서는 추나(중국어 발음으로 Tuina이기 때문에 서양에는 Tuina Massage로 알려져 있다)요법으로 부종을 제거하는 마사지가 옛날부터 전해져 왔으며, 경혈 및 경근을 자극하여 효과적으로 부종을 빼왔는데, 이는 동양식 림프배액법이라 할 수 있다.

림프의 흐름에 따라 수기(Handling), 음압요법(Suction), 공기압마사지(Pressoplasty) 등을 하여 림프순환을 개선하고 노폐물을 제거하는 방법은 모두 림프배액요법이라고 할 수 있다. 단순한 압박이나 발한(發汗)에 의한 신체 특정 부위의 일시적인 감소가 아닌 노폐물 배출과 순환 개선을 통한 지속적인 감소효과를 나타내는 부분비만 개선법이라고 할 수 있다.

사이즈 감소 효과뿐 아니라 해독작용으로 인한 피로회복, 피부탄력성 향상, 피부 노화방지, 부종으로 인한 피로감, 신체의 나른함이 해소되어 치료 후 가뿐한 느낌을 받을 수 있다.

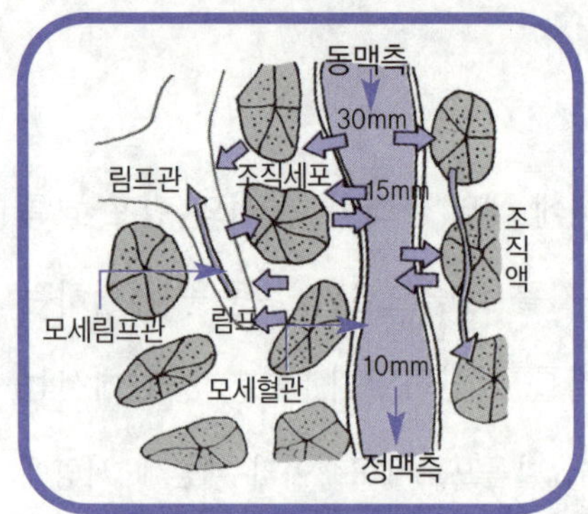

▶ 혈장, 조직간극, 림프 사이의 액체교환 모식도

림 프

모세혈관에서 빠져 나온 조직액이 림프관으로 들어가면 이를 림프액이라고 한다. 조직액이 너무 많이 조직 사이에 축적되면 이를 림프관을 통해 제거하는 방식으로 체액의 순환이 이루어진다.

림프관은 모세림프관처럼 가는 관에서 시작하여 점차 굵은 림프관으로 모이고 결국 흉관이나 오른쪽 림프총관을 거쳐 정맥에 합쳐진다. 혈액과 신체조직의 빈 공간을 이어주는 간선도로 역할을 한다고 보면 된다. 림프관 내에는 림프액의 역류를 막기 위해 판막이 있으나 심장과 같이 림프의 순환을 주도하는 자율적 펌프기능이 없기 때문에 림프의 순환은 수동적으로 행해진다. 예를 들면, 운동을 통한 근육수축에 의하여 림프관이 외부로부터 주기적으로 압박되면 판막 때문에 림프는 한 방향으로만 밀려 흐르게 된다.

또한 흉강 내의 음압 때문에 모세림프관과 말단에 압력차가 생겨 림프의 흐름이 촉진된다.

과다 염분섭취, 판막의 약화, 근력의 약화, 고지혈증 등으로 신체조직에서 림프관

으로 림프액이 잘 빠져나가지 못하게 되면 이를 부종이라고 한다. 림프액은 사지 말
단에서 액와부, 서혜부를 향하여 흐르게 되므로 림프 흐름에 따라 적절한 마사지를
해주면 부종을 보다 빨리 없앨 수 있다.

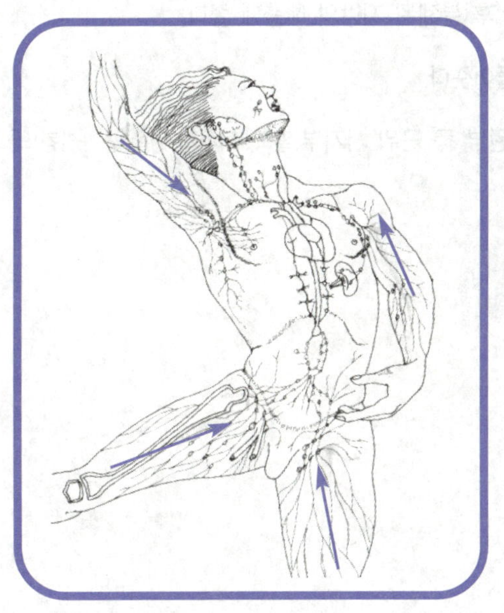

▶▶▶ 림프배액요법의 특징

　림프의 흐름에 따라 수기마사지, 음압요법, 공기압마사지 등을 함으로써 림프순
환을 개선 시키고 노폐물을 제거한다.

　이 때 슬리밍 효과가 있는 아로마오일 또는 부종제거 효과가 있는 냉동요법 크림
을 함께 응용하면 상승작용으로 보다 큰 효과를 거둘 수 있다.

1) 부종성 비만에 좋다.

2) 체중감소보다는 사이즈감소 효과가 크다.

3) 체중을 따로 줄일 필요가 없는 부분비만에 적합하다.

4) 지방분해침 시술 후 분해된 지방의 배출에 좋다.

5) 근육의 피로를 풀어준다.

6) 특히 대퇴부, 상완부 등 근위 사지부(팔뚝, 허벅지 위쪽을 가리킴)의 비만에 효과적이다.

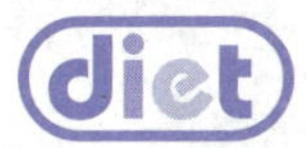

7. 향기요법

>>> 향기요법으로 기분좋게 날씬해지자

수 년 전 일본 유학중에 아로마를 이용하여 백화점 매출을 올린다는 소식을 들었을 때는, '아! 향기요법이 대뇌활동을 조절하는 효과가 있으니, 그럴 수도 있겠구나' 했었는데, 이제는 우리나라에도 아로마가 일반 화장품에서부터 목욕용품, 액세서리에 이르기까지 폭넓게 자리잡게 되었다. 예전에는 전문점에서나 구할 수 있었던 아로마오일을 이제는 온라인쇼핑몰에서도 클릭 몇 번으로 구입할 수 있으니, 아로마에 대한 상식 정도만 알고 있다면 다이어트에도 손쉽게 도움을 받을 수 있게 되었다.

>>> 향기요법이란?

식물마다 고유의 향을 가지고 있다. 향이 많이 나는 식물에서 추출한 100% 정유(精油)를 아로마오일, 에센셜오일이라 하여 향기요법에 사용한다. 아로마오일마다 향과 효능이 다른데, 부분비만 및 다이어트에 활용할 수 있는 아로마오일에는 사이프러스, 주니퍼, 로즈메리, 일랑일랑, 펜넬 등이 있다.

향기요법은 주로 후각을 통해 뇌에 작용하므로 아로마의 종류에 따라서는 식욕을 억제시키는 향도 있고, 피부를 통해 흡수되는 작용을 통해 혈액순환을 촉진하여 부종을 제거하는 효과를 가진 향도 있다.

▶▶▶▶ 아로마 활용법

1) 아로마 흡입법

향기를 맡아 뇌의 식욕중추를 자극하는 방법이다. 식사 전 또는 먹고 싶은 욕구가 생길 때마다 아로마오일을 1~2방울 떨어뜨려 향기를 맡거나, 식욕억제효과가 있는 아로마오일로 만든 목걸이를 착용하는 방법이 있다. 식욕억제효과가 있다고 알려진 아로마는 펜넬이다.

2) 아로마 목욕법

따뜻한 물 목욕은 혈액순환을 촉진시켜 신진대사를 높여줄 뿐 아니라, 하루의 피로를 푸는 데도 좋다. 목욕시 아로마오일을 몇 방울 활용하면 다이어트에 그만큼 활기를 더할 수 있다. 집에서는 38℃ 정도의 따끈한 목욕물에 8방울의 아로마오일을 섞어 사용한다. 초조감, 불안감, 스트레스 등으로 과식하는 경향이 있는 사람에게는 라벤더 오일이 좋다. 이와 달리 왠지 우울하고 움직이기 싫을 때는 로즈메리 오일을 몇 방울 섞은 목욕물을 이용하여 활기를 되찾도록 한다.

다이어트를 하다보면 감기에 걸리는 일이 많다. 감기약을 먹으면 몸에 부종이 오게 되고 체중이 늘어나 결국 중도포기하게 되는 경우가 많으므로 초기 감기에 목욕물에 유칼립투스를 떨어뜨려 땀으로 사기(邪氣)를 배출시키는 방법을 활용해 보자.

3) 아로마 오일 맛사지

부분비만에 활용할 수 있는 방법으로, 살을 빼고자 하는 부위를 비만타입에 따라 선택한 아로마오일로 맛사지해주면 된다.

아로마오일 마사지를 할 때 반드시 주의할 점은 아로마오일 원액을 그대로 피부에 바르면 안 된다는 것이다. 끈적임이 적은 호호바오일에 아로마오일 몇 방울을 희석시켜 마사지 오일을 만들어 손바닥으로 따뜻하게 한 후, 빼고 싶은 부위에 바르고 부위별 스트레칭을 함께 하면 좋다. 아로마향도 즐기면서 근육을 단련하면 대사율도 높이고, 혈액순환도 촉진할 수 있으므로 일석이조이다. 아로마오일 마사지는 목욕을 끝내고 몸이 따뜻해졌을 때 하는 것이 효과적이다.

부분 살빼기 활용을 위해 부위별 마사지 테크닉을 익혀보자.

● **하체비만**

하체비만의 대부분은 하지 혈액순환이 나쁜데 따른 부종 때문이다.

주니퍼오일은 혈액순환을 촉진하여 부종을 해소하는데 좋다.

아로마오일 준비 : 호호바오일 50ml, 주니퍼 15방울(희석농도 1.5%)

마사지법 : 준비한 아로마오일을 양 손바닥에 문질러 따뜻하게 한 후 무릎에서 서혜부쪽으로, 다시 발목에서 무릎, 무릎에서 서혜부를 향하여 주무르듯 문질러 준다. 마사지가 끝나면 수건으로 그대로 말리고 다리를 심장보다 높은 위치에 30분 정도 올려놓는다.

● **팔뚝비만**

팔뚝의 살처짐을 해소하기 위해서는 수렴효과가 뛰어난 사이프러스오일을 활용한다.

아로마오일 준비 : 호호바오일 50ml, 사이프러스 15방울(희석농도 1.5%)

마사지법 : 준비한 아로마오일을 손바닥을 이용하여 부드럽게 문지르듯 바르면서, 팔꿈치에서
어깨를 향해 집어 올리듯 주물러준다. 팔 안쪽은 팔꿈치에서 겨드랑이를 향해 손가락으로 쥐
어짜듯 주물러준다.

● **복부비만**

지방의 축적이 가장 많은 부위인 복부비만에는 혈액순환을 좋게 하고 대사율을 높여주는 로
즈메리오일을 활용한다.

아로마오일 준비 : 호호바오일 50ml, 로즈메리 15방울(희석농도 1.5%)

마사지법 : 손바닥에 아로마오일을 덜어 배를 시계방향으로 눌러가면서 마사지한다. 지방축적
이 많은 부위는 손가락으로 지방을 잡고 비틀어가며 주물러준다.

● **가슴비만**

여성호르몬의 분비를 촉진하여 예쁜 가슴선을 만드는데는 일랑일랑오일을 활용한다.

아로마오일 준비 : 호호바오일 50ml, 일랑일랑 15방울(희석농도 1.5%)

마사지법 : 준비한 아로마오일을 가슴 전체에 바르고 흉골 안쪽에서 시작하여 위에서 아래로,
가슴 바깥선은 아래에서 위로 안쪽으로 누르듯 마사지한다.

4) 아로마 정보를 얻을 수 있는 사이트

● 한국아로마테라피협회(www.worldaroma.co.kr)

- 아로마 센터(www.aromacenter.co.kr)

- 조이에센스(www.joyessence.com)

- 마음클럽(www.maumclub.com)

- 바디샵(www.thebodyshop.co.kr)

- 아로마플러스(www.aromaplus.co.kr)

- 아로미스트(www.aromist.com)

- 에센조이(www.escenjoy.com)

- 파인엠(www.finem.co.kr)

- 힐링조이(www.healingjoy.co.kr)

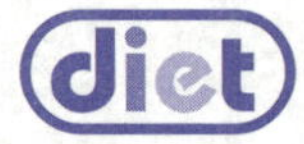

8. 기계를 이용한 부분살빼기

　건강 측면뿐 아니라 미용 측면에서 비만치료에 접근하는 사람들이 늘어나면서 체중은 얼마 안 나가는데도 허벅지, 팔뚝, 배 등 신체 한 부분의 사이즈를 줄이기 위한 부분비만 치료법도 점차 다양해지고 있다. 냉동요법과 래핑의 응용에서부터 지방분해 크림, 경락마사지, 저주파치료기 등 신체에 직접 자극을 가하여 부분비만을 해소하고자 하는 다양한 방법들이 소개되고 있지만 이것이다 할 만큼 눈에 띄게 효과가 검증된 것은 없다.

　그러나 위의 모든 방법을 통틀어 '효과 없다'고 단언하기에는 무리이다. 왜냐하면 주위에 실제로 사이즈감소 효과를 보고 있는 사람들이 심심찮게 있기 때문이다.

　그렇다면 왜 효과를 본 사람들이 종종 있음에도 학계에는 제대로 효과가 검증된 것이 없을까?

　안 하는 것보다는 낫지만 하는 것과 안 하는 것의 차이를 분명히 구별할 만큼 뛰어난 효과가 없기 때문일 것이다. 한 가지, 한 가지의 치료법만을 택해서 비교할 때는 하나의 치료항목의 효능이 뛰어나야만 비만치료에 대한 효과를 인정받을 수 있는데, 치료항목 한 개만으로는 통계적 유의성을 얻을 만큼 충분한 치료효과를 거두지 못하는 것이 많기 때문이다. 이런 치료법은 대개 식사요법, 운동요법과 같은 다이어트 기본요법과 병행하게 되면 사이즈감소 효과가 드러나게 된다.

그만큼 부분비만도 사이즈감소만을 목표로 부분치료에 치중하는 것보다, 전체 비만을 줄이는 차원에서 시작하여 사이즈감소 노력이 덧붙여졌을 때에 치료효과를 볼 수 있다.

필자의 임상경험에 따르면 다음의 다양한 부분비만 치료법들은 적절한 소식과 운동요법이 병행된다면, 소식과 운동만으로 다이어트하는 것보다 노력도 덜 들면서 만족할 만한 사이즈감소 효과도 가져올 수 있는 방법들이다.

그러나 잊지 말자. 소식과 적절한 운동이 병행되지 않는 지구상의 어떤 다이어트도 결국은 실패라는 것을.

▶▶▶ 엔더몰러지

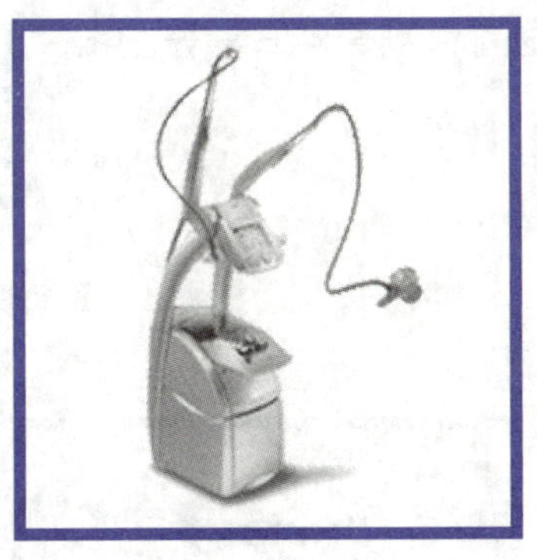

비만클리닉에서 부분비만 치료목적으로 많이 활용되는 기계로서, 셀룰라이트를 효과적으로 제거하여 부분비만 해소에 도움을 준다. 피부에 음압을 주어 피하지방층까지 흡입한 후 비벼주며 흔들어줌으로써 피하 혈액순환을 증진하고, 지방 분해를 촉진하는 효과가 있다.

피부에 양극과 음극의 패드를 대어 지방분해효과가 있는 전류를 흘려보내는 치료기이다. 체지방을 분해하고, 근운동을 촉진하여 부분비만을 치료한다.

저주파기의 종류에 따라서는 사지 말단에서 임파절 방향으로 리듬감 있게 전류가 흐르므로 림프배액 효과를 거둘 수 있는 것도 있다.

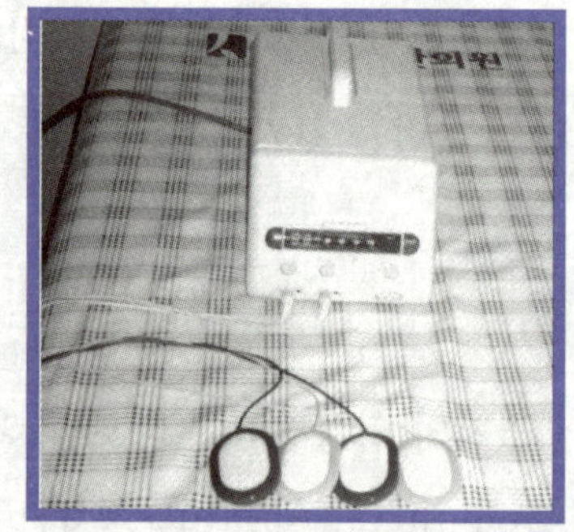

▶▶▶▶ 초음파치료기

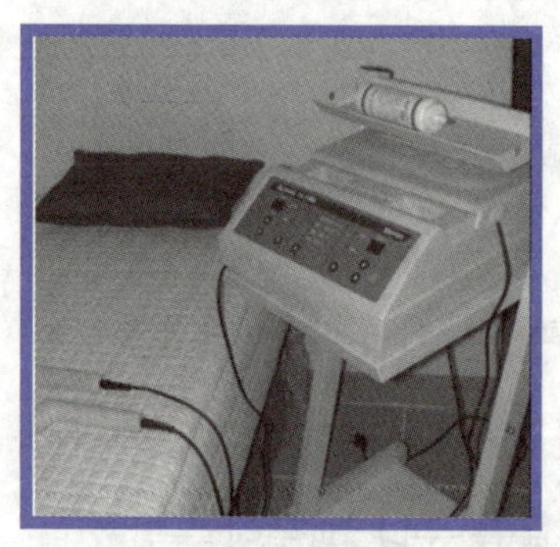

지방조직에 초음파 자극을 가하여 고통 없이 지방세포 내 지방이 에너지원으로 이용되기 좋은 상태로 만들어 주고, 지방세포조직의 삼투력을 증가시켜 분해된 입자들이 림프순환계로 배출되도록 돕는다.

▶▶▶▶ 공기압마사지

사지 말단에서부터 림프절 방향을 향하여 공기압을 순차적으로 가함으로써 림프순환 및 체액순환을 돕는다. 지방분해침 시술 후에 병행하면 분해된 지방을 빨리 배출시킬 수 있다.

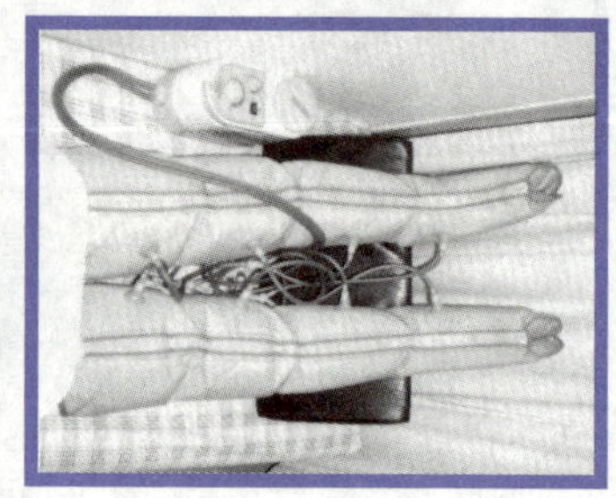

▶▶▶ 석션기

한방의 부항기와 림프순환을 촉진하기 위한 림프 배액의 개념이 합쳐진 기계로서, 석션기를 다루는 마사지사의 숙련된 테크닉에 따라 나타나는 효과가 다르다.

림프부종을 제거하고, 시술부위의 피부에 탄력을 준다.

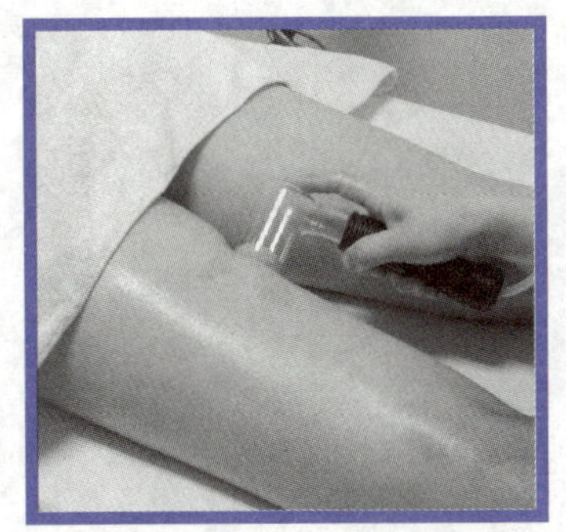

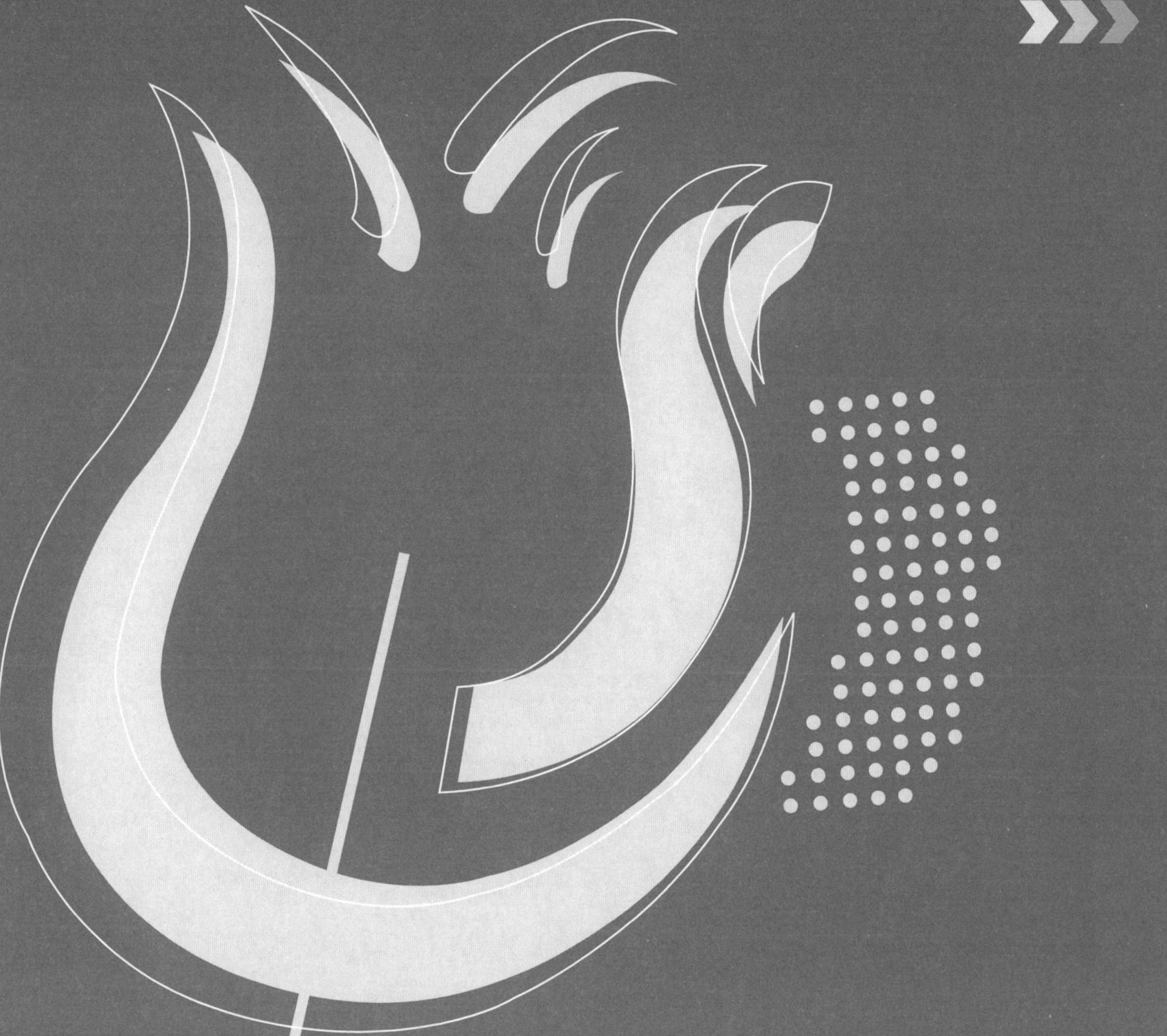

제 4 장

부분 살빼기

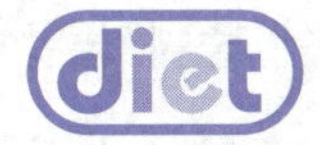

1. 얼굴비만

▶▶▶ 얼굴근육도 운동이 필요해

얼굴선이 20대 초반까지는 갸름했던 사람도 20대 중후반을 거치면서 처지게 된다. 옛날에는 그런 대로 괜찮았는데 요즘 들어 거울을 보면 얼굴이 푸석푸석해보이고 부은 것 같기도 하고 커진 것 같기도 하고……. 이런 고민을 하는 사람들이 의외로 많다.

이런 증상이 나타나는 것은 얼굴 표정근의 노화가 시작되었다는 표시이다.

그런데 얼굴 표정근은 다리나 팔 근육처럼 자주 사용할 기회도 없으니 여성이라면 부지런히 피부마사지나 경락마사지를 하지 않으면 점점 피부 탄력을 잃게 되고, 안면부의 지방대사 효율이 떨어져 얼굴비만이 점차 심해질 것 같은 두려움을 느낀적이 있을 것이다.

얼굴 표정근은 일상생활 가운데는 좀처럼 사용하지 않기 때문에 의식적으로 사용하지 않는 한 점점 그 탄력을 잃게 된다. 저하된 얼굴 표정근은 지방연소능력이 떨어지고, 어딘가 경직되어 보인다. 근육이 경직되면 혈액, 임파액의 순환이 나빠져 얼굴주름, 살처짐, 건성피부, 피부트러블 등이 나타나므로 이제부터라도 얼굴도 운동이 필요하다는 것을 기억하고 매일매일 얼굴근육을 단련시키자.

▶▶▶ 양쪽으로 고루 씹어야 얼굴도 예뻐져요

얼굴이 커지는 데는 얼굴 표정근의 탄력저하라는 원인만 있는 것이 아니라 어릴 때 충치치료를 제대로 하지 못한데도 그 원인을 찾아볼 수 있다. 한쪽에 충치가 발생하면 그 쪽으로 음식물을 씹을 때마다 통증이 심해지기 때문에 건강한 치아가 있는 쪽으로만 계속해서 음식물을 씹게 되고 상대적으로 건치쪽의 턱골격이 충치가 있는 쪽보다 발달하게 된다. 얼굴 윤곽을 형성하는 골격이 비뚤어져 있으면 기울어진 만큼 턱발달이 덜 된 쪽에는 지방이 더 많이 쌓이게 된다.

얼굴을 작고 예쁜 형태로 만들기 위해서는 표정근 운동과 짝안면윤곽을 바로잡는 것이 중요하다. 이 두 가지를 염두에 두고 안면운동과 마사지를 꾸준히 지속하면 이전보다 작고 탄력 있는 얼굴을 만들 수 있다.

▶▶▶ 얼굴이 커지는 이유

실제로 안면골격이 크지 않은데도 불구하고 큰 얼굴 때문에 고민하는 사람들이 많다. 대부분의 얼굴비만은 다음과 같은 원인에 의해 나타나기 때문에 뼈를 절단하는 수술을 하지 않아도 작고 예쁜 얼굴을 만들 수 있다.

지방분해침, 초음파치료, 핸드마사지 등 한방비만클리닉에서 받을 수 있는 얼굴부분비만치료는 뼈를 새로 다듬는 치료는 아니지만, 표정근 저하 및 체액의 순환저하로 발생한 얼굴부종, 얼굴비만 해소에 좋다.

1) 얼굴 표정근의 노화

얼굴을 구성하는 표정근은 20대 중반부터 노화되기 시작한다. 얼굴 표정근이 노화되면 피부가 탄력을 잃고 눈두덩이 처지며, 턱이 아래로 쏠려 갸름했던 얼굴이 사각형이 되어간다.

2) 지방대사 저하

근육이 줄어들면 근탄력으로 얼굴을 조여주는 효과가 줄어들어 점차로 얼굴이 푸석푸석해진다. 또한 근육에서 일어나는 지방대사도 줄어들기 때문에 얼굴에 지방이 쌓이기 좋은 상태가 되어간다.

3) 짝얼굴을 보상하려는 지방의 축적

양쪽 턱의 발달이 불균형하면 양쪽 균형을 맞추기 위해 비어 있는 공간을 지방으로 채우게 된다.

4) 임파액의 순환저해

얼굴이 좌우 짝짝이가 되면 한쪽에 부담이 생겨나기 때문에 혈액, 임파액의 순환이 나빠진다. 얼굴이 쉽게 붓고, 피부가 거칠어지면 얼굴의 혈액순환 및 임파순환이 좋지 못하다는 증거이다. 혈액의 흐름이 나빠지면 대사율이 떨어지고 지방이 쌓이기 좋은 상태가 되므로 얼굴이 점점 커지는 악순환이 반복된다.

▶▶▶ 얼굴의 혈액순환을 좋게 하려면 목, 어깨근육부터 풀어줘야 한다

얼굴에 혈액을 공급하는 대동맥은 경동맥으로 목의 좌우 중간쯤에 손을 대보면 쉽게 박동을 느낄 수 있다. 경동맥은 어깨와 머리 뒤쪽을 가로지르는 흉쇄유돌근

근처를 지나가므로 이 근육이 뭉쳐 있으면 자연히 얼굴의 혈액순환도 나빠진다. 그러므로 얼굴마사지를 시작하기 전에는 반드시 목운동 및 어깨운동을 한다.

● 목 · 어깨근육 풀어주기

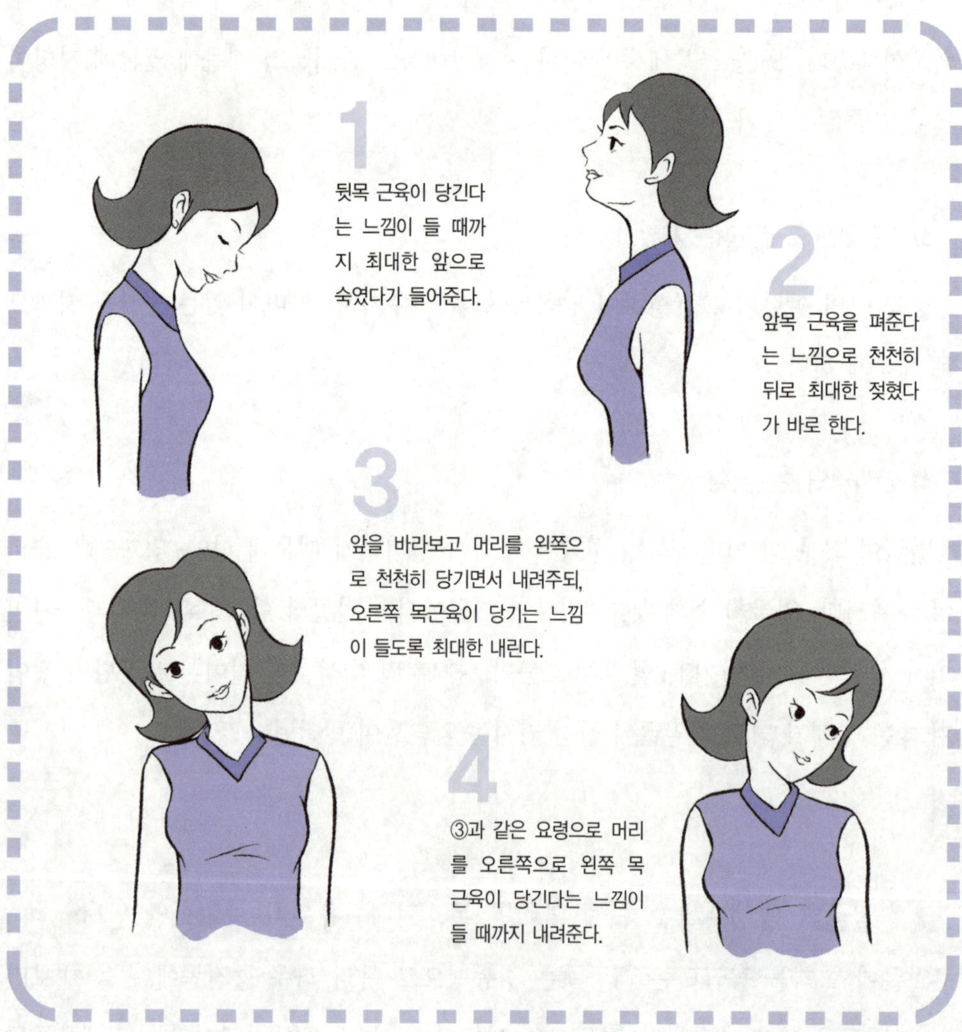

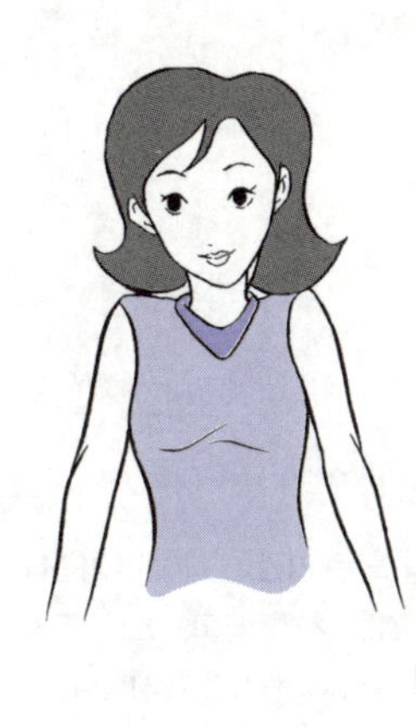

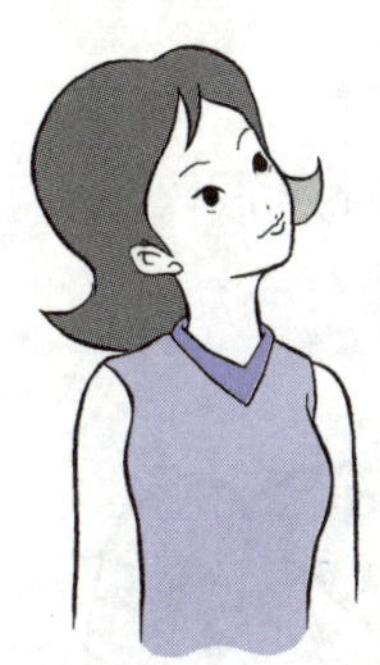

▶▶▶ 얼굴 표정근 단련운동

'아', '에', '이', '오', '우' 만큼 쉽고도 얼굴 근육 단련에 좋은 것도 없다. '아 에 이 오 우' 운동을 할 때에는 얼굴 근육을 최대한 사용한다는 느낌으로 크게 입을 벌려가며 얼굴 근육이 당겨지고 펴지는 것을 확실히 느낄 수 있도록 하는 것이 중요하다. 거울을 통해 자신을 바라보고, 얼굴이 비뚤어지지 않았는지 확인해가며 천천히 발음하도록 한다.

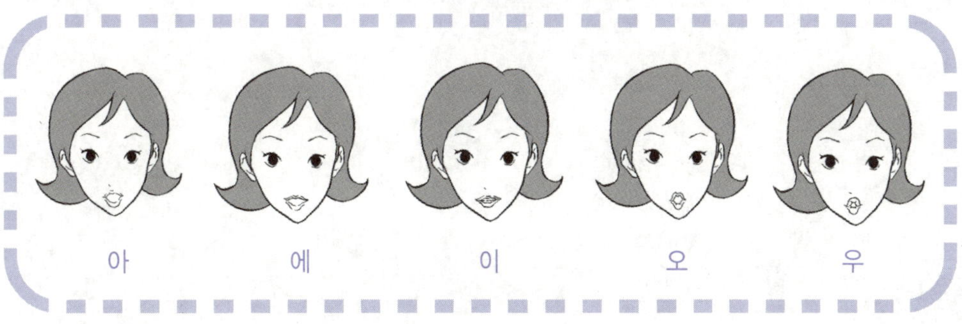

① 입모양을 최대한 크게 만들어 가며 아, 에, 이, 오, 우 발음을 한다.

② 마지막 우~ 발음을 10초간 길게 유지한다.

● **얼굴을 찌푸렸다 펴주기**

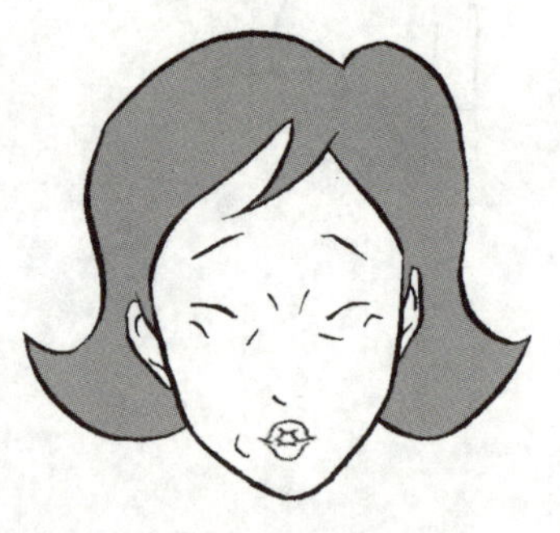

얼굴의 눈, 코, 입을 최대한 찌푸린 후 그 표정을 10초간 유지한다.

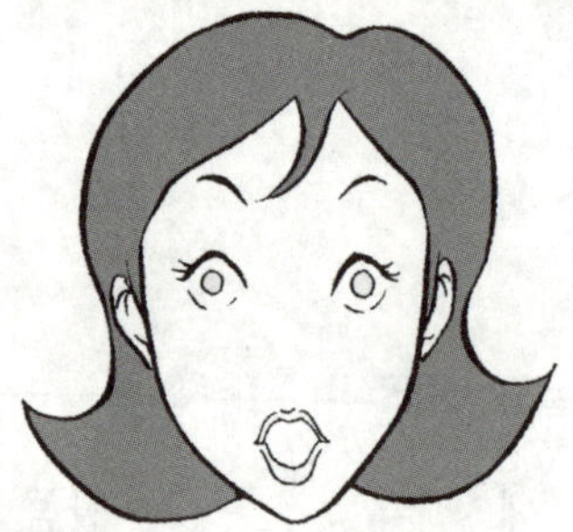

다음에는 얼굴의 모든 기관을 최대한 펴준다는 느낌으로 눈썹을 치켜 뜨고, 눈도 크게 뜨고, 입을 크게 벌리고 10초간 유지한다.

2. 상체비만

▶▶▶ 실제보다 더 살쪄 보여요

다리는 가는데 등살이 많고 팔뚝이 굵은 경우에는 겉으로 보기에 실제보다 살이 더 쪄보이기 때문에 다이어트시 가장 스트레스를 많이 받는다. 상체가 뚱뚱한 사람은 대개 소양인이 많으며 식욕에 약해 과식, 폭식, 반복되는 다이어트 실패와 요요현상을 경험한 사람들이 많다.

상승하는 기운이 발달한 사람들이므로 하체가 약해지기 쉬워 운동시에는 하체근육을 단련한다는 개념으로 접근해야 한다. 팔뚝을 가늘게 한다는 목적으로 러닝머신, 걷기, 사이클링 등의 유산소 운동을 등한시하고 아령 같은 운동만 반복하다 보면 하체근육은 점점 약해지고 팔뚝 근육만 계속 발달시키게 되고 조금만 긴장을 늦추면 상체가 더욱 뚱뚱해지므로 주의하자.

상체가 뚱뚱한 사람은 하체가 뚱뚱한 사람에 비해 복부비만도가 높아 고혈압, 심장병, 당뇨병, 고지혈증 등과 같은 비만합병증으로 고생할 확률이 더 높다. 복부비만에 대해서는 나중에 설명하기로 하고, 여기서는 팔뚝살과 등살을 빼는 법에 대해서 설명한다.

● 팔 흔들기

2
양팔을 앞으로 나란히 하여
같은 요령으로 털어준다.
1
두 다리를 어깨 너비로 벌리고 똑바로 선다. 양팔
을 양 옆으로 평행이 되도록 뻗은 후 손목의 힘을
이용하여 리듬감 있게 털어준다.

● 팔 스트레칭

2
다시 숨을 내쉬면서 최대
한 당겨주고 5초간 정지한
다. 반대편도 같은 요령으
로 반복한다.
1
두 팔을 머리 위쪽 약간 뒤쪽으로 올린 후, 오른쪽 팔꿈
치를 구부리고 왼손으로 오른손목을 잡고 왼쪽으로 당겨
준다.

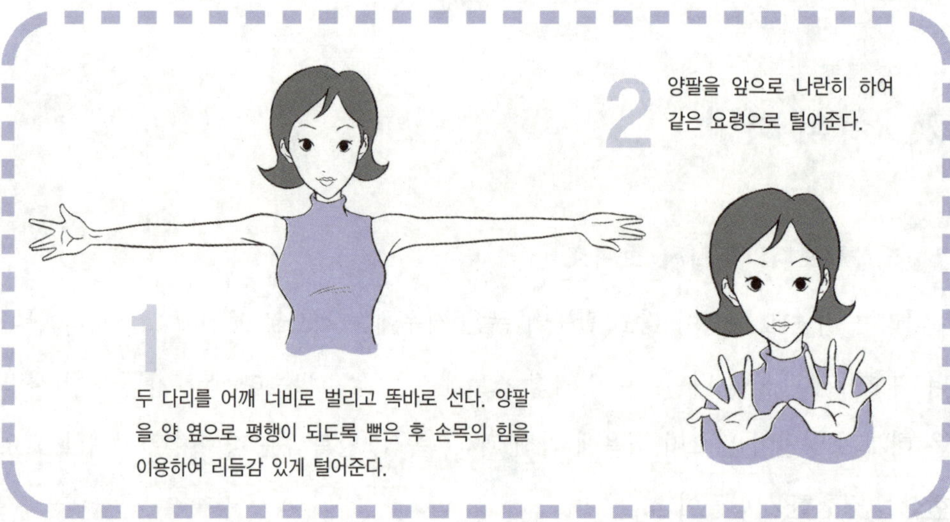

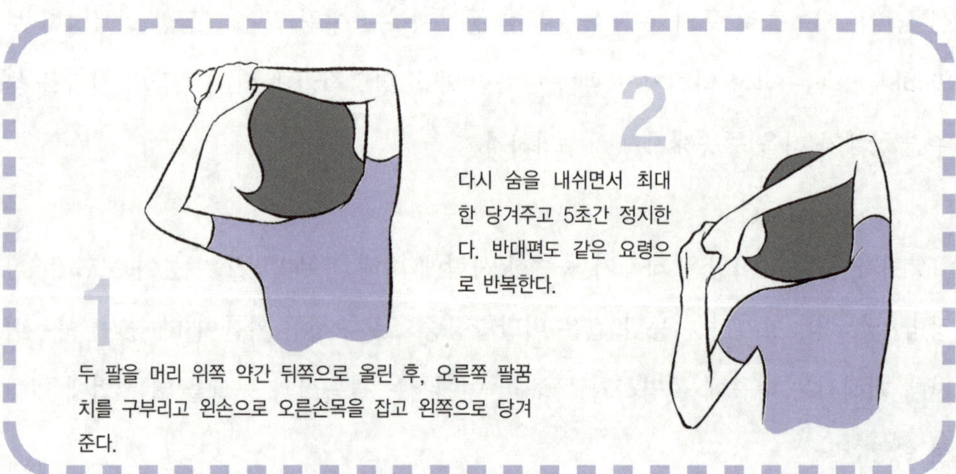

● 엎드려 일어나기

1
양팔과 다리를 어깨 너비로 벌리고 엎드린다. 이
때 손바닥은 바닥을 향하도록 한다.
2
고개를 위로 들어올리면서 상체를 천천히 뒤로
최대한 젖혀 준 후 5초간 정지한다.
3
같은 동작을 10회 반복한다.

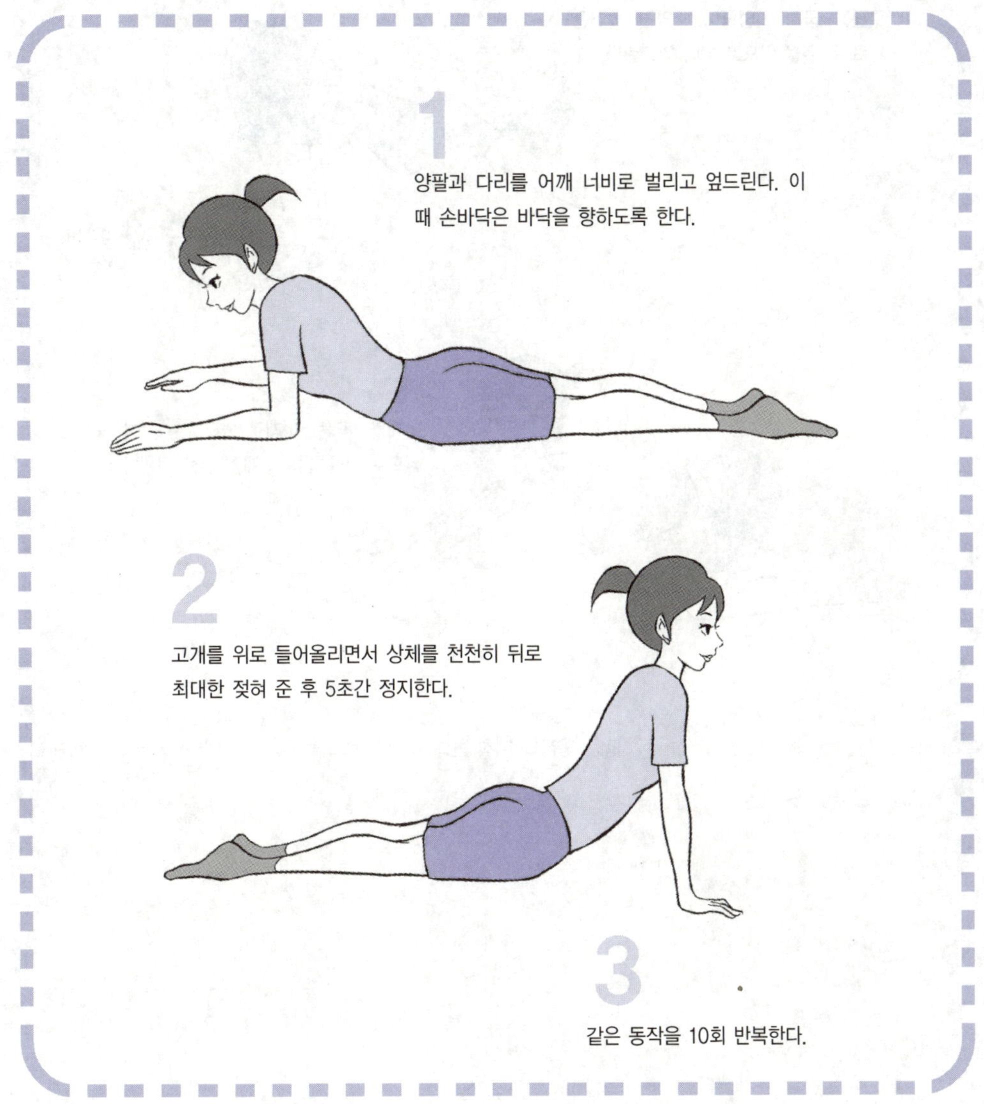

● 고양이 자세

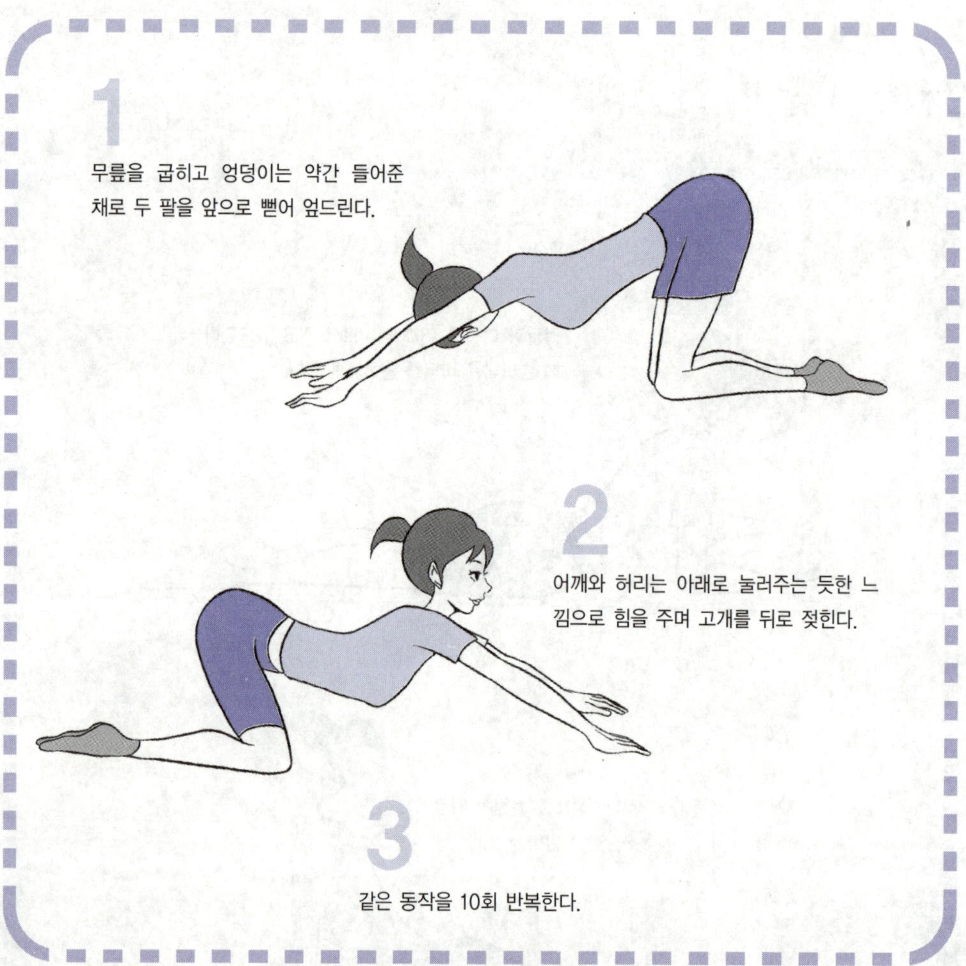

1

무릎을 굽히고 엉덩이는 약간 들어준
채로 두 팔을 앞으로 뻗어 엎드린다.

2

어깨와 허리는 아래로 눌러주는 듯한 느
낌으로 힘을 주며 고개를 뒤로 젖힌다.

3

같은 동작을 10회 반복한다.

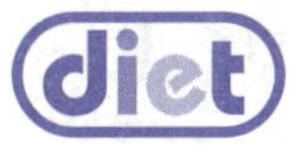

3. 복부비만

>>> 뱃살을 제일 빼고 싶어요

비만클리닉에서 비만도 검사에 주로 활용하는 진단기기로는 복부비만도도 함께 볼 수 있다.

놀라운 것은 아가씨들의 복부비만도가 기혼자들의 산후 복부비만에 비견할 만큼 매우 심각한 상태라는 것이다. 체중을 5kg 정도만 빼면 표준체중에 도달할 수 있는 사람이라도 뱃살만큼은 그 중증도에 있어서 고도비만에 가까운 경우도 심심찮게 나타난다.

남자들의 뱃살빼기 전문 사이트가 수년 전부터 생겨난 것을 보면 뱃살 문제는 다이어트에 관심이 많은 여성들만의 문제는 아니다. 여성의 경우 임신과 출산을 대비하여 태아를 보호하고 에너지를 공급하기 위해 배에 지방을 많이 축적해서 그렇다는 핑계라도 있지만, 남성의 경우 그것도 젊은 남성의 뱃살이 갑자기 늘어난 것을 보면 이것은 우리의 라이프스타일 변화에 따른 폐해라고도 볼 수 있다.

실제로 모 일간지의 기사에 따르면 네티즌 10명 중 7명이 자신이 뚱뚱하다고 생각하고 있으며, 그들이 가장 많이 빼고 싶어 하는 부위에 대한 질문에서 뱃살이 단연 1

위였다. 그 다음이 팔, 다리, 엉덩이, 얼굴순이었다.

복부비만은 다른 부위의 비만과 달리 외관상의 문제에만 그치는 것이 아니라 심장병, 당뇨병, 고혈압, 고지혈증, 지방간, 동맥경화 등의 대사성이상을 일으키는 주범이 되어 생명을 위협하는 심각한 질환이다.

▶▶▶ 복부비만에 관련된 재미있는 기사

'도시 남성 허리는 지방사람보다 굵다'

도시 남성, 젠틀맨. '매너 좋고, 넓은 어깨, 가는 허리의 역삼각형의 늘씬한 체형의 백마 탄 기사'를 떠올리는 여성들의 환상에 찬물을 끼얹는 한 신문의 헤드라인이다. 기사 내용을 보면 도시에 사는 사람들은 배가 많이 나와서 작은 허리사이즈의 바지가 잘 안 팔리고 큰 사이즈(34)의 바지가 가장 잘 팔린다는 것이다. 지방의 대도시도 마찬가지라나.

다만, 지방 소도시에서는 작은 사이즈가 더 잘 팔린다고 한다.

도시 남성은 앉아서 일하는 직종에 많이 종사하므로 운동부족으로 배가 나오기 쉬운데다 잦은 회식, 술자리로 내장에 지방이 많이 쌓인 탓일 것이다.

성인병 없이 건강한 말년을 보내기 위한 기초공사, 즉 날씬한 허리로 돌아가기 위해서는 지방으로 이사를 가든지 아니면 도시에서 라이프스타일을 바꾸어 열심히 몸을 움직이면서 살든지 둘 중 하나를 심각하게 고민해야 할 때라는 생각이 들었다.

여성들의 경우 호르몬의 영향으로 2차 성징이 나타나면서 체지방이 주로 엉덩이 주위와 아랫배에 피하지방 형태로 축적된다. 여성은 임신하게 되면 뱃속의 아기를 보호해야 하므로 복부 및 엉덩이에 주로 지방을 많이 쌓아 놓도록 프로그래밍되어 있다고 볼 수 있다. 출산 이후에는 수유와 육아가 뒤따르므로 미래를 준비하는 차원에서 많은 에너지를 지방의 형태로 저장해 놓는다는 설도 있다. 그런데 이 피하지방은 한 번 쌓이면 웬만한 운동으로는 좀처럼 뺄 수 없다는 데 문제가 있다. 앞에서 설명한 대로 피하지방보다는 내장지방이 건강에는 더 위협적이지만, 비만치료를 시작한 사람들의 입장에서 보면 복부 피하지방만큼 속썩이는 '지방'도 없을 것이다. 떡 버티고 앉아서 좀처럼 말을 듣지 않는 고집불통 '지방'이라고도 할 수 있다.

그래서 뱃살을 빼려고 병원까지 찾아오게 되는데, 한방비만클리닉에서는 피하지방을 비교적 손쉽게 분해할 수 있는 치료법이 개발되어 있다. 이미 많은 사람들에게 잘 알려져 있는 지방분해침이다.

한편, 남성들의 경우, 지방의 축적은 주로 내장 주변의 장간막 지방 형태로 축적된다. 학생 때는 홀쭉했던 배가 직장생활을 하기 시작하면서 점점 나오다가 결혼을 하고 나면 아예 뱃살빼기를 포기할 만큼 훌쩍 나오게 된다.

뱃살이 찌는 원인은 명확하다. 과식과 운동부족.

그런데 남성의 경우 직장생활을 시작하면서 술자리다, 회식이다 해서 늘어나는 음식 섭취에 비해 운동할 시간이 부족해져서 살도 찌지만 뱃살이 느는 데는 실은 숨겨진 남자들만의 스트레스가 있다. 최근의 연구에 따르면 스트레스를 많이 받으면 코르티솔의 분비가 증가되어 내장에 체지방 축적이 늘어나게 된다. 직장생활에서 받은 스트레스에 가장으로서의 스트레스까지 겹치다 보면 어느 새 발끝이 안 보일

만큼 배가 나와 있는 것이다.

한편, 남성형 내장지방 축적에 대해 미국 예일 대학교의 연구팀은 여성들의 경우도 스트레스가 많이 쌓이게 되면 남성과 마찬가지로 내장지방형 복부비만이 생겨나 남성과 비슷한 사과형 체형이 될 수 있다고 발표하였다.

이래 저래 스트레스 없는 생활이 가장 행복한 삶이다.

▶▶▶ 뱃살을 빼고 싶으면 담배 끊으세요

"살 찔까봐 두려워 담배를 못 끊는다."는 말을 종종 듣게 된다.

실제로 담배는 기초대사율을 올려주고 식욕을 떨어뜨리기 때문에 체중을 줄이는 효과가 있기는 하다. 그렇지만 건강한 체중감량과는 무관한 이야기이다. 근육량도 함께 줄기에 체지방률이 오히려 늘어날 수 있기 때문이다.

게다가 "뱃살 때문에 담배를 피운다."라고 한다면 이는 완전히 틀린 말이다. 담배를 피우게 되면 오히려 뱃살이 더 늘게 된다. 담배를 피우면 흡연을 통해 흡수된 니코틴의 영향으로 복부에 체지방을 축적하게 된다. 담배를 피우는 사람들을 보면 팔다리는 마르고 배만 나온 사람들이 많다.

실제로 담배와 비만에 관한 한 연구에 따르면 흡연자는 비흡연자에 비해 같은 체중이라도 흡연자의 복부·엉덩이의 둘레비가 0.85로, 비흡연자의 0.82에 비해 0.03 정도가 더 높다고 한다.

살을 빼고자 하는 목적은 첫째 '보다 건강해지려고', 둘째 '보다 멋있어지려고'이다. 그런데 담배 피우기는 그 어떤 목적에도 도움이 안 된다. 지금이라도 담배를 끊고 적절한 소식과 운동을 병행한다면 뱃살을 줄일 수 있다.

▶▶▶ 담배를 끊고 날씬해지기 위한 한방요법

● 갑자기 늘어나는 식욕을 억제하기 위해 가까운 비만클리닉에 가서 이침을 맞는다.

● 이침으로도 식욕억제가 어려우면 한약도 함께 처방받아 복용한다.

● 규칙적인 식사를 한다.

● 물을 많이 마신다.

● 자신이 가장 좋아하는 운동을 시작한다.

● 하루의 스트레스를 풀기 위해 저녁에 샤워 또는 목욕을 즐긴다.

● 채소, 과일의 섭취를 늘린다.

▶▶▶ 내장지방보다 피하지방이 더 빼기 어렵다

'체지방' 이라고 할 때, 크게 내장지방과 피하지방이 있다.

"비만하게 되면 고혈압, 당뇨병, 동맥경화, 고지혈증, 지방간 등의 합병증이 오기 쉽습니다."라고 충고를 듣게 되는데, 이는 특히 내장형 복부비만을 두고 하는 말이다.

피하지방이란 문자 그대로 피부 바로 밑에 쌓여 있는 지방을 말한다. 피하지방층을 이루어 근육층 위에 놓여 있다.

내장지방이란 위장이나 간 등의 내부장기를 둘러싸고 있는 장간막 사이사이에 쌓인 지방을 말한다. 쌓이는 위치상 당연히 혈액순환 및 각 장기의 활동에 방해가 되기 쉽다.

피하지방은 한 층의 방어막을 형성하여 외부자극 및 급격한 온도변화로부터 우리 몸을 보호하는 역할을 한다. 여성에서는 임신, 출산중에 아기를 보호해주고, 미래에 닥칠 지 모르는 기아에 대한 대비책으로 에너지 저장창고의 역할도 한다. 질병에 걸

려 음식물 섭취가 어려워지면 인체가 살아가기 위한 기본에너지원을 제공하는 역할
도 함께 담당하므로, 에너지를 안전하게 장기간 보존하는 것이 피하지방층의 큰 역
할 가운데 하나라고 볼 수 있다.

여성의 신체가 아름다운 곡선을 이루는 것도 임신, 출산, 육아에 대비하여 피하층
에 에너지원으로 지방을 많이 축적해 놓을 필요가 있기 때문이다.

"뱃살이 나와서 고민이에요." 하고 병원에 찾아오는 사람들의 유형에는 두 가지가
있다. 앞에 설명한 대로 내장에 지방이 많이 쌓여 있는 '내장지방형'과 피부 바로
밑에 지방이 많이 쌓여 있는 '피하지방형'이다.

어느 쪽이 더 살을 빼기 어려울까?

식후에 탄수화물이나 지방 등 에너지원이 되는 영양소는 각각 분해되어 소장에서
흡수된 후 곧바로 에너지로 사용되지 못하면, 잉여 에너지는 췌장에서 분비되는 인
슐린에 의해 지방세포 속에 중성지방의 형태로 쌓이게 된다.

배가 고플 때 이 중성지방은 유리지방산으로 분해되어 에너지원으로 사용되기 위
해 혈액 속으로 나오게 된다. 이와 같은 일상의 에너지조달 역할을 담당하고 있는
것이 내장지방이다.

내장지방은 간문맥을 통해 직접 간에 연결되기 때문에 지방 분해나 합성이 활발
히 일어나고, 지방세포 자체도 쉽게 커졌다 작아졌다 하면서 지방을 축적 또는 방출
하게 된다. 다시 말해 내장지방은 하루만 굶어도 쉽게 빠졌다가 한 끼만 포식해도
쉽게 쪄버리는 변화무쌍한 지방층이다.

"내 배는 쉽게 들어가 한 끼만 굶으면 홀쭉해져.", "내 배는 술배야", "몇 번 야식
을 했더니 허리가 1인치나 늘었어." 등은 이러한 내장지방형에 속할 가능성이 높다.

이와 달리 피하지방은 내장지방처럼 쉽게 빠지거나 쌓이지 않는다. 내장지방세포에 중성지방을 차곡차곡 쌓고 나서도 남는 영양소를 피하지방에 쌓게 되므로 좀처럼 빼기도 쉽지 않다. 훌륭한 지방저장창고는 피하지방층이라고 할 수 있다.

▶▶▶ 변비 때문에 배가 더 나온다구요

비만을 치료하러 내원하는 환자들 가운데 많은 사람들이 변비로 고생하고 있다. 살이 찌면서 순환장애로 변비가 생긴 것인지, 대변을 시원하게 못 보다보니 몸에 노폐물이 쌓여서 더 뚱뚱해지는 것인지를 물어오는 사람들이 있는데, 실은 둘 다 아니라고 봐야 한다. 변비를 유발하는 원인을 잘 살펴보면 비만증을 불러올 만한 인자가 많아서 비만과 변비가 겹쳐서 나타나는 경우가 많은 것이다.

▶▶▶ 변비가 생기는 원인

변비가 생기는 원인은 여러 가지로 생각할 수 있지만 대표적인 몇 가지만 살펴보면 놀랍게도 비만을 일으킬 만한 인자들과 일치한다.

1) 바쁜 현대인 – 아침식사를 거르거나 화장실 가는 시간을 제대로 챙기지 못해서.

(비만원인 – 불규칙한 식습관, 생활습관)

아침식사를 거르는 사람은 아침에 일어나야 할 자연스런 대장 연동운동이 저하된다. 아침에 위에 음식물이 들어오는 자극이 없으면 '직장 결장 반사'와 '위 대장 반사'가 일어나지 않아 대변을 시원하게 볼 수 없게 되고 결국 변비가 된다. 아침에 일어나자마자 물 1컵을 마시는 습관을 들여 장의 리듬을 되살리도록 한다.

아침 먹을 시간도 없으니 당연히 화장실에 느긋하게 앉아 볼일 볼 시간은 더더욱 없는 것이 현대인의 삶이다. 아침에 화장실에 가야 하는데 출근시간, 등교시간에 쫓기어 뒤로 미루다보면 장 속의 내용물의 이동도 느려지고 변의 수분이 적어져서 배변 반사를 둔화시켜 변비가 된다.

2) 운동 부족에 따른 복근력 저하

(비만원인 – 운동부족에 따른 에너지소비 저하, 근력 저하)

책상 앞에 장시간 앉아 공부해야 하는 학생이나 사무직 직장인의 경우 몸을 움직일 시간이 거의 없어 먹는 음식이 고스란히 배로 가는 경우가 많다. 최근에는 인터넷의 생활화로 그나마 쉬는 시간에도 책상 앞에 앉아 손가락운동으로 그치는 경우가 늘어나 운동부족현상이 더욱 심화되었다. 운동이 부족해지면 전체 근력이 저하되는데, 특히 복근의 힘이 약해지면 배에 적절한 힘을 주지 못해 변을 배출하기 힘들어진다.

3) 섬유질 섭취 부족

(비만원인 – 야채섭취 부족 & 고열량, 고지방식 위주 식사습관)

섬유소를 많이 함유한 채소류 반찬과 밥이 주식이었던 우리 밥상이 서구화되면서 빵, 우유, 햄버거, 피자, 통닭, 스테이크 등으로 많이 대체되었다. 물론 바뀐 식생활 가운데 야채도 있지만 동물성 단백질과 고지방 식품군으로 많이 이루어져 있다. 이러한 식품들을 과다하게 섭취하다보면 남아도는 칼로리로 뚱뚱해지고, 섬유소 부족으로 변비가 생긴다. 음식물과 함께 섭취한 섬유소는 지방, 탄수화물 등의 영양소의 흡수를 일부 차단해주고 변의 부피를 늘려주고 수분을 함유하여 대변을 부드럽게 하는 역할을 한다.

섬유소가 많이 든 식품에는 현미, 다시마, 미역, 도라지, 더덕, 당근 등이 있으므로 이런 음식을 많이 섭취하는 식습관을 들이도록 한다.

4) 스트레스 변비

(비만원인 – 스트레스성 과식, 스트레스성 복부지방 축적)

변비는 신체의 기능 저하로도 발생하지만, 스트레스로 인한 자율신경 부조에 의해서도 변비가 나타난다. 스트레스를 해소하지 못하고 쌓아두면 인체 장기에 영향을 주어 소화 기능저하로 이어져 변비가 된다. 그러므로 일 주일에 하루는 꼭 휴식을 취하고, 영화보기, 등산, 음악듣기 등 자신이 좋아하는 취미를 살려 스트레스는 그때 그때 발산하도록 하자. 스트레스는 다이어트에도 막강한 적이 아니던가.

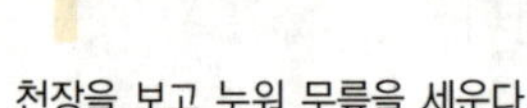

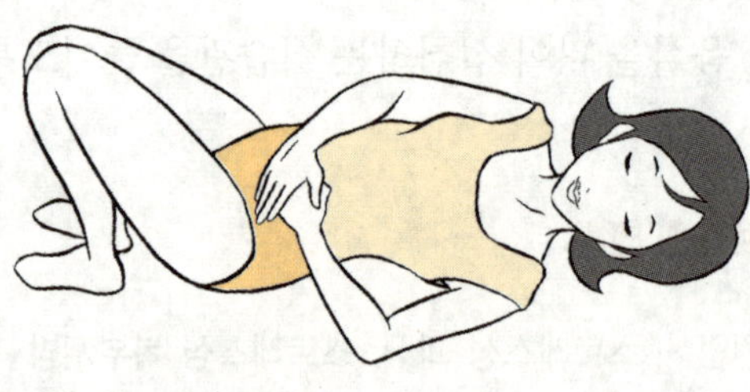

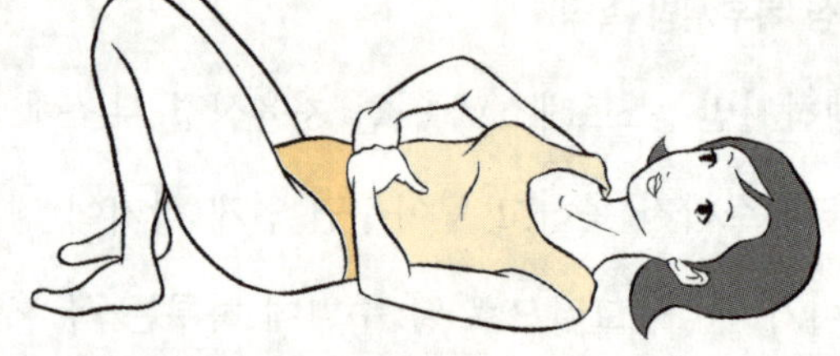

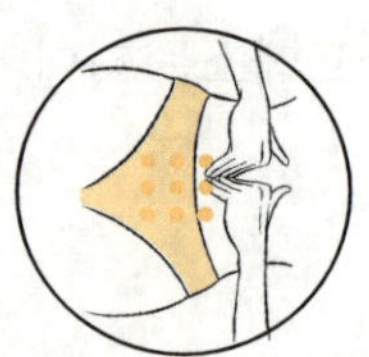

집에서 하는 뱃살빼기

다음에 소개하는 운동은 복근을 강화시키는 효과가 있어 뱃살빼기뿐 아니라, 변비해소에도 도움을 주므로 시간을 정해놓고 규칙적으로 실시하도록 한다.

1 다리를 쭉 펴고 천장을 향해 눕는다. 등과 엉덩이를 바닥에 붙이고 양손은 엉덩이 아래에 넣고 아랫배에 힘을 준다.

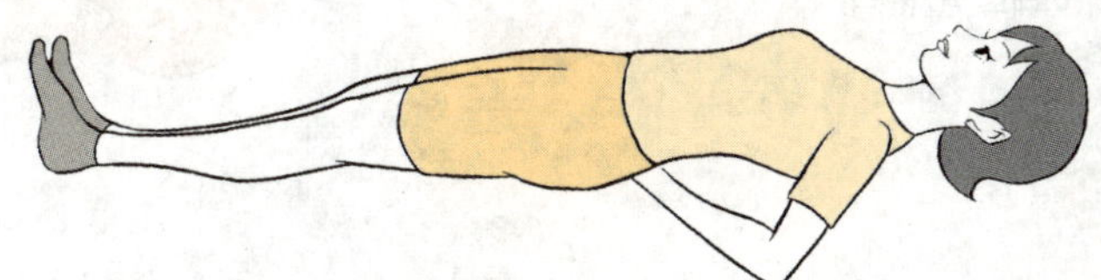

2 다리를 바닥과 30° 정도 각도가 되는 위치까지 올려주고 수 초간 정지한다.

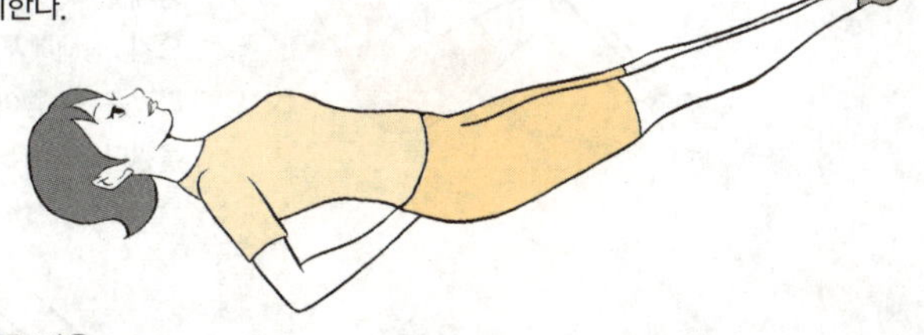

3 다시 다리를 바닥에 내려주고, 두 팔을 머리 뒤로 두고 다리를 쭉 펴고 천장을 향해 편안한 상태로 눕는다.

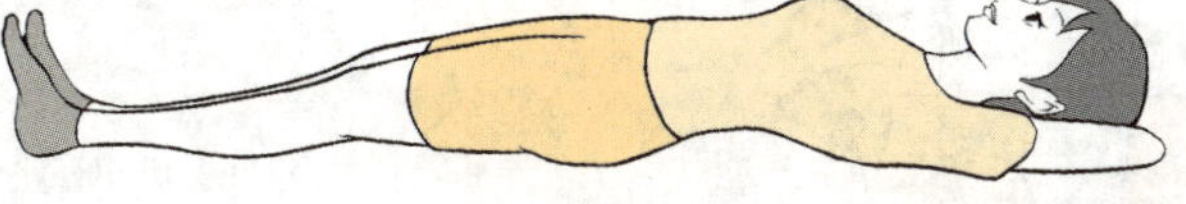

4 숨을 내쉬면서 상체를 약간 들어올리고 잠시 정지해 있다가 천천히 ①의 상태로 돌아간다.

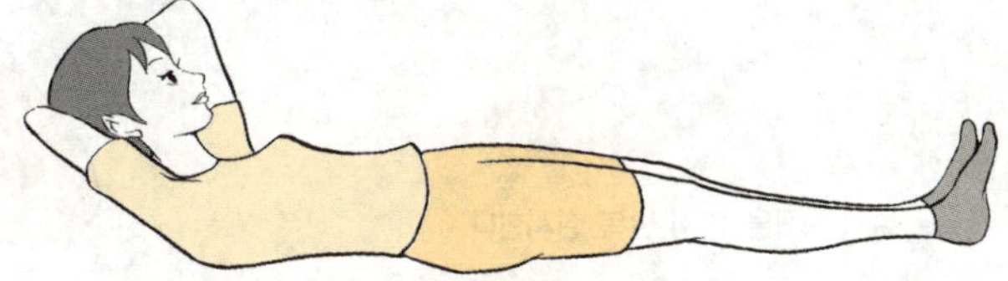

5 10회 반복 실시한다.

2) 상체 구부리고 다리 들어올리기

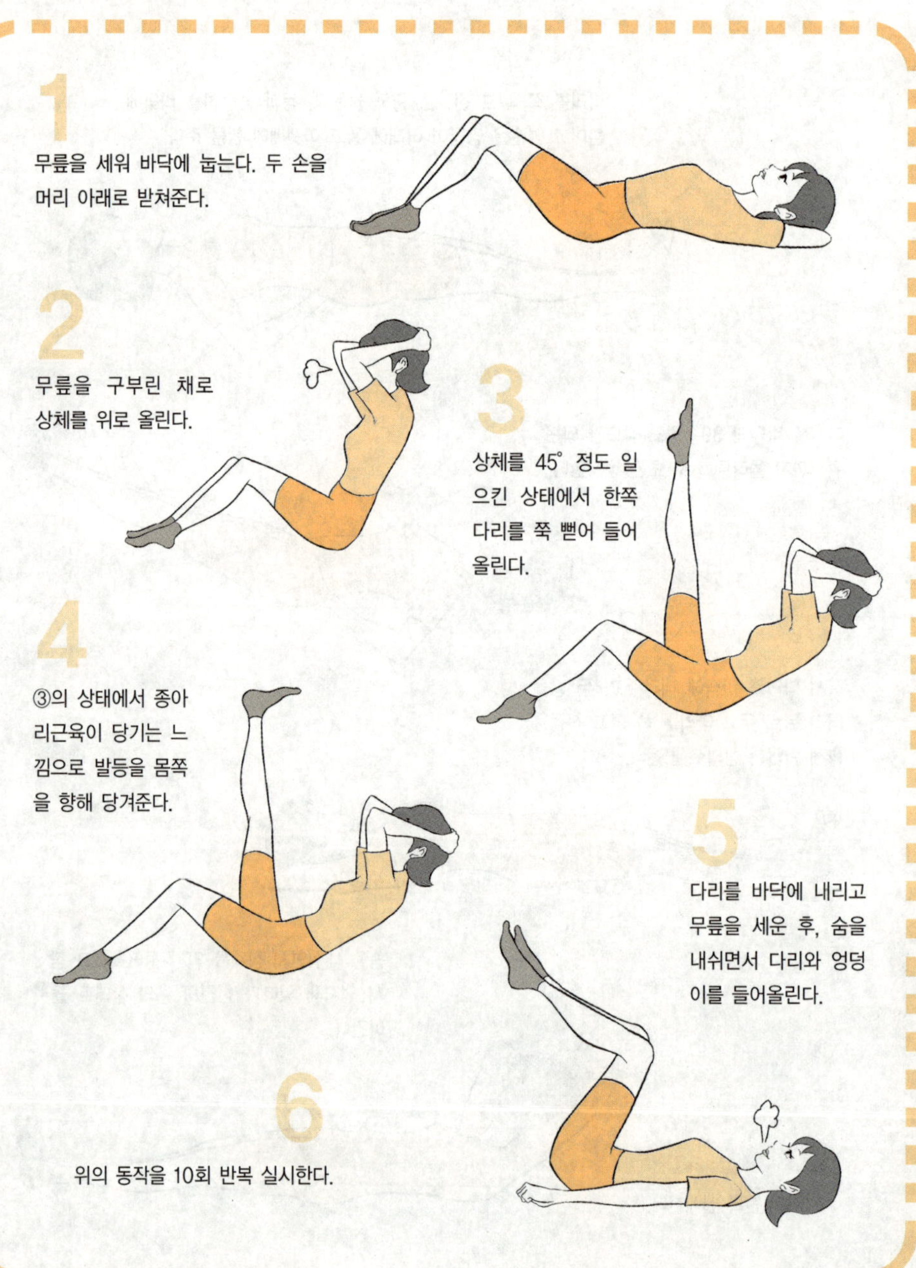

3) 옆으로 윗몸 일으키기

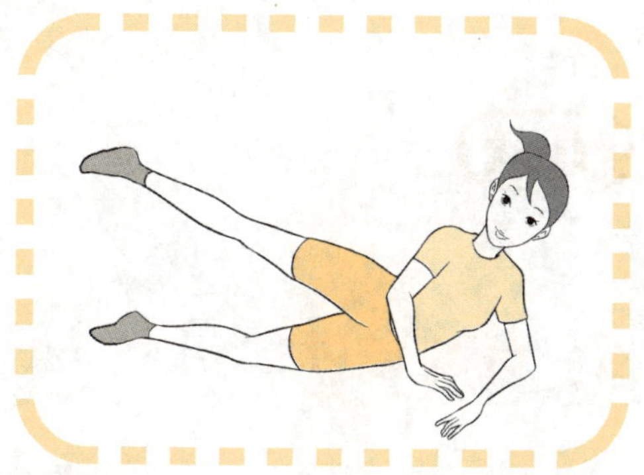

① 무릎을 세우고 바로 눕는다.

② 무릎을 굽힌 채로 오른쪽 다리 옆부분이
   모두 바닥에 닿도록 다리를 내린다.

③ 상체는 바닥에서 든다.

④ 상체는 천장을 바라보고 해도 무방하다.

⑤ 좌우 번갈아 10회 반복한다.

4) 옆구리 늘리기

① 팔은 깍지를 껴서 위로 든다.

② 그 상태로 상체를 오른쪽으로 늘려주고 5초간 유지한다.

③ 왼쪽도 같은 요령으로 늘려준다.

④ 10회 반복 실시한다.

5) 발꿈치 보기

① 바로 서서 주먹을 살짝 쥐어 몸통에 붙이고 선다.

② 허리를 뒤로 돌리는데, 시선은 발꿈치를 향하게 한다. 그 자세로 10초간 유지한다.

③ 오른쪽, 왼쪽 각 10회씩 실시한다.

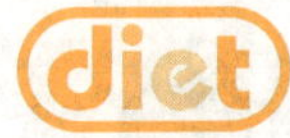

4. 하체비만

>>> **저주받은 하체에요**

게시판 상담을 하다보면 익명의 '저주받은 하체'라는 닉네임으로 올린 글이나 '제 저주받은 하체 좀 어떻게…' 등의 제목의 글을 심심찮게 보게 된다. 얼마나 하체비만으로 고민했으면 이와 같은 표현을 서슴지 않는 것일까?

다음은 실제로 게시판에 올랐던 글들이다. 같은 문제로 고민하는 하체비만인이 많을 것 같아 소개하고자 한다.

> ▶ 상담 1.

전 23살 난 여자입니다. 키는 171cm에 몸무게는 62kg입니다. 그리고 상체는 날씬한데(55 사이즈도 맞습니다) 바지는 30 이상입니다(하체비만에 복부비만을 같이 가지고 있다). 정장용으로는 77을 입고요. 그래서 친구들이 저주받은 하체라고 합니다.

항상 살빼는 생각만 하며 지내고 있습니다. 거기다 얼굴도 커서 친구들이 얼굴하고 엉덩이는 비례한다고들 합니다(한방적으로 소화기능이 떨어지는 사람들이 많아서 얼굴도 쉽게 붓는다).

"제 키는 167cm이고 몸무게는 56kg 정도 나가요(키와 몸무게만으로 볼 때 비만이라고 할 수 없다). 그런데 허벅지만 보면 무지 뚱뚱해요. 66도 어떨 땐 안 들어가요(하체비만은 옷사이즈가 상의, 하의 따로 논다. 상의가 55라면 하의는 66 아니면 77을 입는다). 지금까지 운동도 해보도 밥도 굶어보고 식단도 가려가며 먹어보고 했는데 그럴 때마다 상체는 잘 빠지는데 하체는 그대로 입니다(여러 번 다이어트를 시도했어도 하체살이 빠진 적은 없고, 오히려 상하체 불균형이 점점 더 심해진다). 특히나 어렸을 때부터 단련된 종아리의 단단한 근육은 절대로 빠질 기미를 안 보이는데요(실은 종아리 근육이 아니라 진료를 해보면 종아리에 지방축적과 부종이 함께 있는 경우가 많다). 어떻게 하면 이 종아리살을 뺄 수 있을까요."

어렸을 때부터 하체비만이라 늘 꽉 끼는 바지나 치마를 입을 엄두도 못 내서 아직까지도 스트레스를 받고 있습니다. 그리고 제가 운동을 8개월 가량 했지만 별 효과를 보지 못하고 그나마 1~2kg 정도 빠진 것도 습관성 폭식으로 다시 쪄버리고 더 늘어나 버렸습니다(하체비만 체형을 가진 사람은 성격이 소심하며 먹는 것으로 스트레스를 푸는 사람이 많다). 그래서 비만클리닉을 찾게 되었고요. 몸은 날씬하지만 팔과 허벅지, 종아리에 있는 살은 좀처럼 빠지지 않아서 예쁜 옷 한 번 못 입고, 좀처럼 자신감이 생기지가 않아요. 제 친구 중에는 키도 크고 정말 날씬해서 모델 같은 친구가 있는데, 그 친구 앞에만 서면 주눅이 들 정도로 몸도 마음도 비만 때문에 많이 지쳤습니다(우울기질이 많다).

안녕하세요. 저는 하체비만으로 다리 예쁜 사람들을 너무 부러워했어요. 자연히 자신감도 없어져서 치마를 입기가 너무 힘듭니다(다른 사람보다 소심하고 상처를 잘 받는 편이다). 상체는 너무는 아니지만(가슴은 정말 없고요) 말랐고요(상체는 빈약한 편이다). 팔은 그렇게 찐 편은 아닌데 엉덩이와 허벅지, 종아리는 그에 비해 너무 뚱뚱해요. 11월이나 12월쯤 면접을 봐야 하는데 너무 걱정입니다. 평소 발이 너무 시려워서 두꺼운 양말을 신고 두꺼운 바지를 입고 잡니다(수족냉증을 가지고 있는 사람이 많다).

저는 하체 특히, 엉덩이와 허벅지 때문에 고민입니다. 배도 그렇고요(복부비만과 하체비만을 함께 가지고 있다). 옷을 사러 가면 점원이 55나 66짜리 옷을 가지고 오는데 저는 하의만 77을 입어야 해요. 그것도 어느 브랜드는 좀 작게 나왔는지 77도 딱 맞을 때도 있어요. 너무 속상해요. 결혼하기 6년 전에 살을 빼서 55kg 정도 나갔는데 그 때도 보기에는 너무 말랐는데 하의는 여전히 66을 입었어요. 아기를 난 이후도 3kg 정도 살이 찐 상태였었는데, 재작년부터 한 달에 갑자기 4kg이 쪘어요. 그 때 대부분의 시간을 책상에 앉아서 지냈어요(움직이는 것보다는 앉아 있는데 익숙해 있다).

여름만 되면 살이 좀 빠졌다가 겨울이 되면 다시 찌곤 합니다. 그런데 아기를 낳고 난 후 골반이 더 커졌는지 77만 입어야 합니다(하체비만은 출산하고 나면 더 심해진다).

하체비만의 경우에는 대개 목선에서 어깨선, 팔, 가슴이 가는 곡선을 이루고 있기에 다른 사람들이 언뜻 보아서는 뚱뚱한 줄을 모른다. 앉아 있을 때는 오히려 말라 보일 정도이다. 다이어트를 한다고 하면 무슨 다이어트가 필요하냐고 반문하거나 주위 사람한테 핀잔 듣기 일쑤이다.

그러나 하체비만을 갖고 있는 사람 그 자신에게는 얼마나 큰 심적 고통인줄 모른다. 오죽하면 '저주받은 하체'라는 표현을 쓰겠는가. 뒷모습에 영 자신이 없으며, 항상 펑퍼짐한 바지나 힙합바지로 체형을 커버하는 그들만의 고민을 하체비만이 아닌 사람들은 잘 모른다.

▶▶▶ 하체비만 이것이 문제!

한방적으로는 하강하는 기운이 발달한 소음인이 많기에 성격도 내성적이며, 꼼꼼하고 우울기질이 많다. 타고난 장부기능상 소화기계가 약하기 때문에 변비로 고생하는 사람들이 많지만 소음인의 특징상 대개 며칠씩 화장실에 가지 못해도 크게 불편해 하지 않는다. 중초의 소화기능에 문제가 생기면 이어서 순환계가 영향을 받아 손발이 차고, 얼굴이 잘 붓는 등 부종이 나타나기 쉽다. 생리불순을 동반하는 경우도 종종 있다.

하체비만인을 보면 야식, 단 음식, 짠 음식을 좋아하여 선천적으로 약한 소화기계를 더욱 민감하게 만드는 경향이 있다. 잘못된 식습관으로 점차로 장기능이 약해지면 장운동 기능이 떨어져 복강 내 울혈이 나타나고 아랫배의 울혈이 하지의 혈액흐름을 방해하게 되므로 다리가 점점 굵어진다.

진료시에 염분섭취에 주의하라는 설명을 하면 "전 짠 음식은 잘 안 먹는데요." 하고 답변하는 사람들을 만나게 된다. 그러나 여기서 주의해야 할 것은 도넛, 쿠키, 비스킷, 케이크, 피자 등은 염분이 많은데도 불구하고 단맛 및 강한 향신료 등으로 인해 짜다는 것을 못 느끼는 경우가 많아 자신도 모르는 사이에 엄청난 소금기를 섭취하게 된다.

다른 사람들에 비해 정맥 및 림프계의 순환이 원활치 못하기 때문에 과다염분섭취는 만성적인 혈액순환장애를 가져오고 하지부종, 림프부종이 나타나 하지에 노폐물이 제거되기 어려워 지방축적이 다른 곳에 비해 많이 일어나게 된다. 여기에 운동부족, 자세불량까지 동반되면 하체비만은 점점 더 심각한 상태로 진전된다.

▶▶▶ 하체비만 치료법

여기서 설명하고 있는 하체비만은 혈액순환과 림프순환이 좋지 못해 나타나는 타입으로, 다리 근육이 발달하여 종아리의 중간 산만 툭 튀어나온 근육형 종아리는 이후에 설명하기로 한다. 하체비만을 치료할 때는 체간부 순환을 좋게 한 후에 순차적으로 하지순환이 풀리도록 해야 한다.

다음에 임상적으로 좋은 효과를 발휘하고 있는 한방치료법을 소개한다.

● **한약치료** : 부종 및 지방축적에 의한 하체비만에 가장 효과가 있는 경우이다. 한약치료시에는 주로 보중익기탕 등 기운을 복돋우어 주는 약, 어혈을 풀어주는 한약, 부종을 치료해주는 한약을 적절히 배합하여 처방하게 된다.

● **식사요법** : 장울혈을 예방하는 담백한 한식, 저염식을 섭취한다. 잠자기 4시간 이전에는 음식섭취를 피하고 과일도 먹지 않도록 주의한다.

● **부항요법** : 혈액순환장애는 '어혈'에 해당하므로 어혈을 제거하는 목적으로 부항요법을 활용한다.

● **침요법** : 하지부종을 내려주는 혈자리에 침을 맞는다.

● **운동요법** : 복부의 긴장을 풀어 장내 울혈을 해소하기 위해 장요근 스트레칭을 먼저 해준다. 이후에 걷기, 달리기 등으로 다리 근육의 펌핑 작용을 통해 다리에 고여 있는 노폐물을 심장쪽으로 올려준다. 운동 전후에 근피로 예방 및 회복을 위한 하지 스트레칭도 반드시 한다.

● **생활요법** : 중력의 작용으로 인해 다리쪽에 몰려 있는 체액을 심장쪽으로 흘려보내기 위해 하루 일과를 마치고 집에서 쉬는 저녁 시간에는 다리를 심장보다 높은 위치에 올려 놓는다. 누워서 복부마사지를 함께 해주면 복강 내 혈액흐름이 좋아지므로 하지부종을 보다 빨리 해소할 수 있다.

● **림프배액을 위한 추나요법** : 다리 끝에서부터 서혜부를 향하여 림프액의 흐름을 따라 마사지를 해준다. 석션기를 활용한 마사지와 공기압치료기를 활용한 마사지, 손으로 하는 마사지 등 여러 가지 종류의 마사지법을 활용할 수 있다.

● **지방분해** : 지방분해침을 다리 및 엉덩이, 종아리 등 지방축적이 심한 부위에 맞고 지방을 분해하는 전류를 흘려보내어 빼고자 하는 부위의 지방을 먼저 분해할 수 있다. 침에 대한 두려움이 있으면 피부에 패드를 붙여서 지방분해자극

을 주는 전류를 흘려보내는 저주파로 대신해도 된다.

● **피부수축 & 탄력주기** : 체지방분해 후 지방배출을 빠르게 하고 피부수축을 돕기 위한 솔루션을 도포하고 래핑요법을 실시한다.

● 뒤꿈치 들기

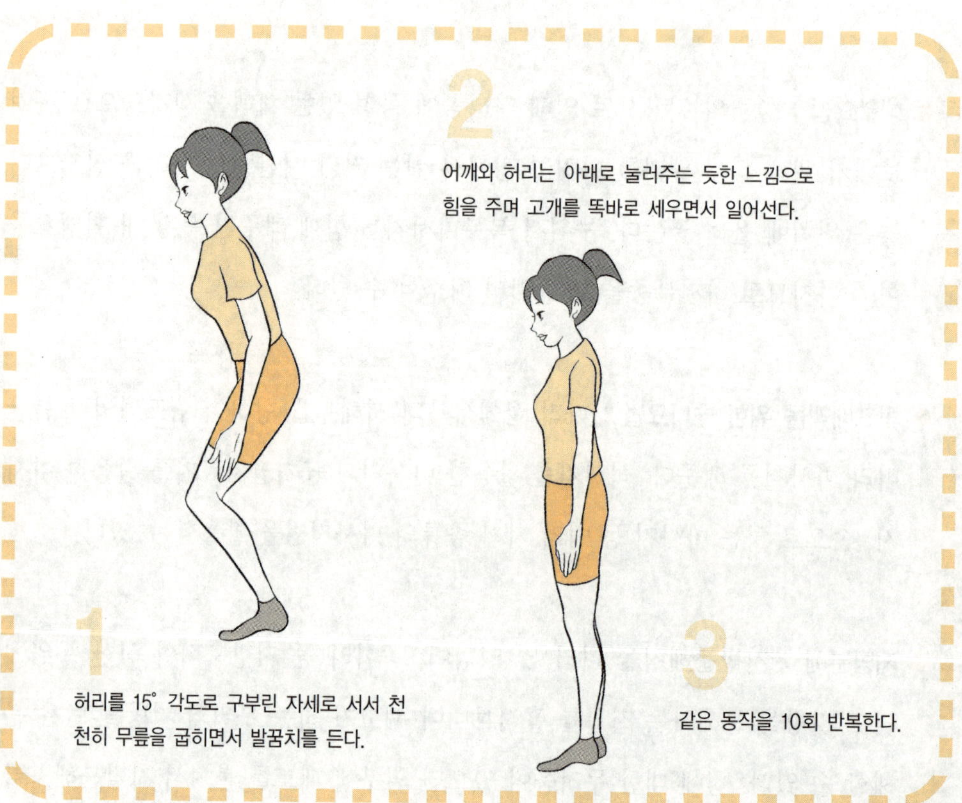

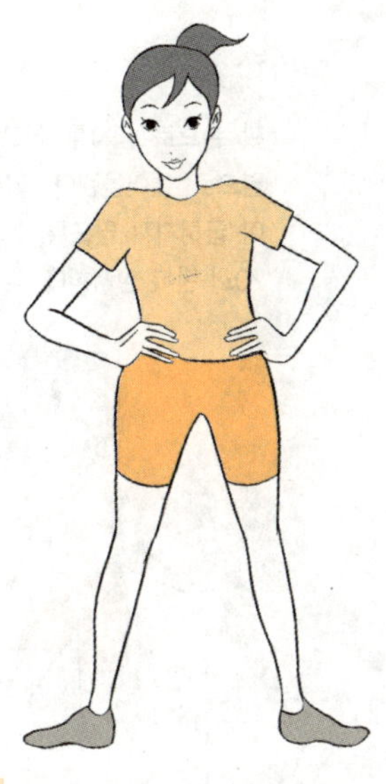

2 다리가 최대한 직각이 되도록 무릎을 굽히면서 몸을 아래로 내려주고 10초 정도 정지자세를 취한다.

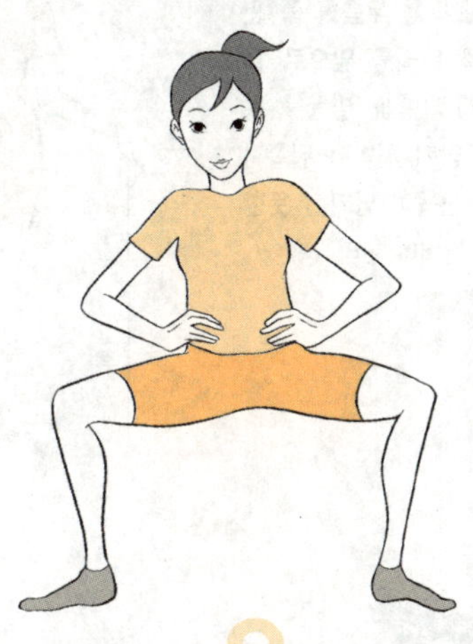

1 발을 어깨 너비보다 넓게 벌리고 선 다음 손은 허리에 살짝 얹는다.

3 같은 동작을 20회 반복한다.

1

한 손으로 의자를 잡고 똑바로 선 다음 무릎을 쭉 편 채 한쪽 다리를 앞으로 들어올린다. 이 때 발등을 몸쪽으로 당겨 허벅지 뒤쪽과 종아리 근육이 당기는 듯한 느낌이 들어야 한다.

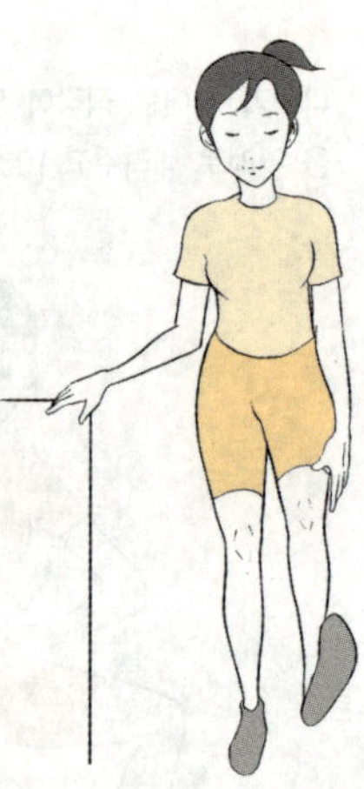

2

한 손으로 의자를 잡고 최대한 옆으로 들어올린다. 양쪽 무릎이 굽혀지지 않도록 주의하면서 20회 반복 실시한다.

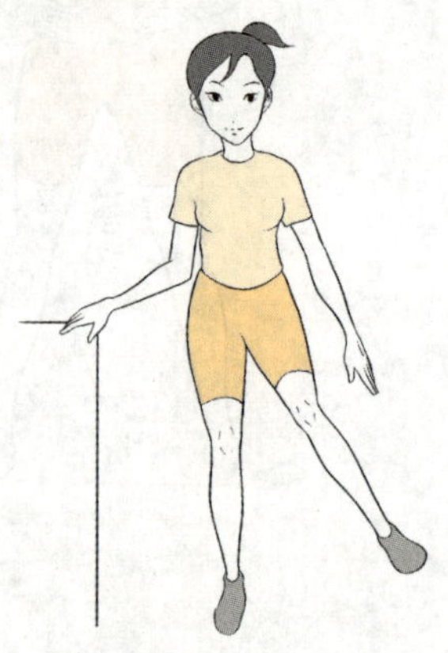

3

의자 앞에 서서 허리에 손을 얹어 똑바로 선 후, 한쪽 발의 발등이 의자에 닿도록 올린다.

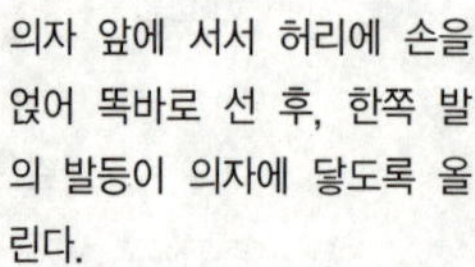
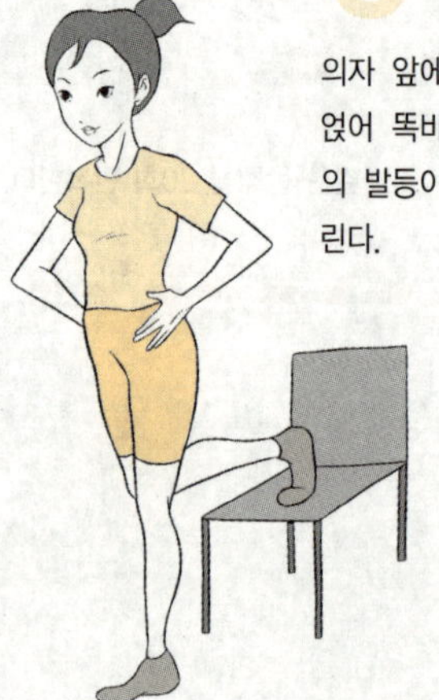

4

상체는 똑바로 하고 의자에 얹지 않은 다리를 굽혔다 폈다 한다.

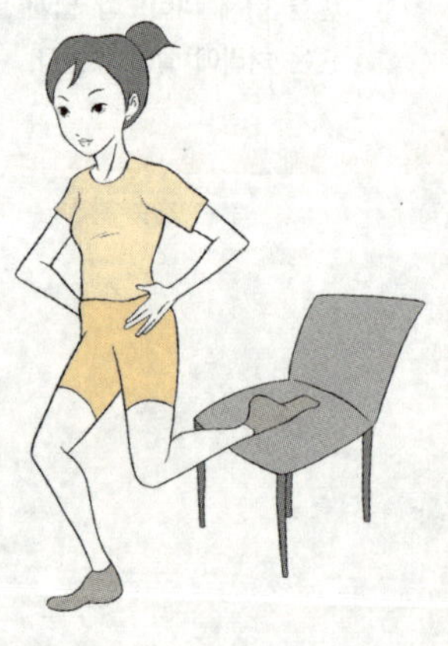

● 누워서 하는 다리 운동

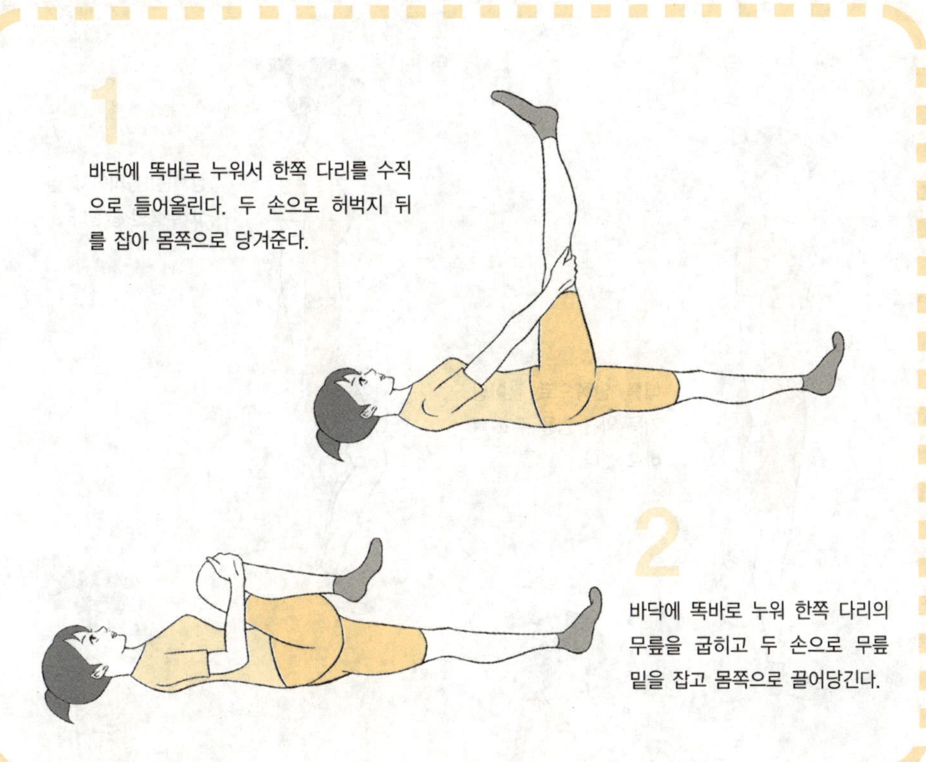

1
바닥에 똑바로 누워서 한쪽 다리를 수직으로 들어올린다. 두 손으로 허벅지 뒤를 잡아 몸쪽으로 당겨준다.

2
바닥에 똑바로 누워 한쪽 다리의 무릎을 굽히고 두 손으로 무릎 밑을 잡고 몸쪽으로 끌어당긴다.

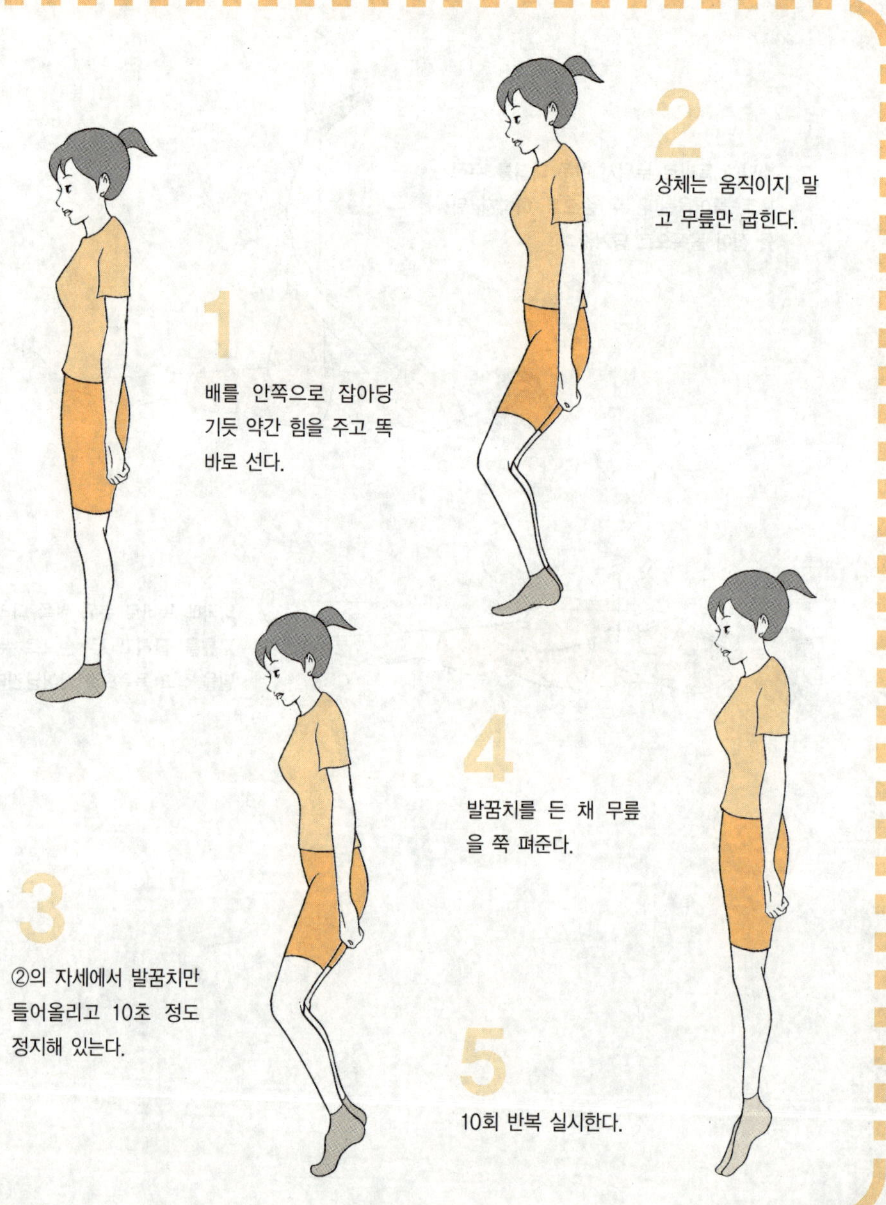

1
배를 안쪽으로 잡아당기듯 약간 힘을 주고 똑바로 선다.

2
상체는 움직이지 말고 무릎만 굽힌다.

3
②의 자세에서 발꿈치만 들어올리고 10초 정도 정지해 있는다.

4
발꿈치를 든 채 무릎을 쭉 펴준다.

5
10회 반복 실시한다.

● 발목 운동

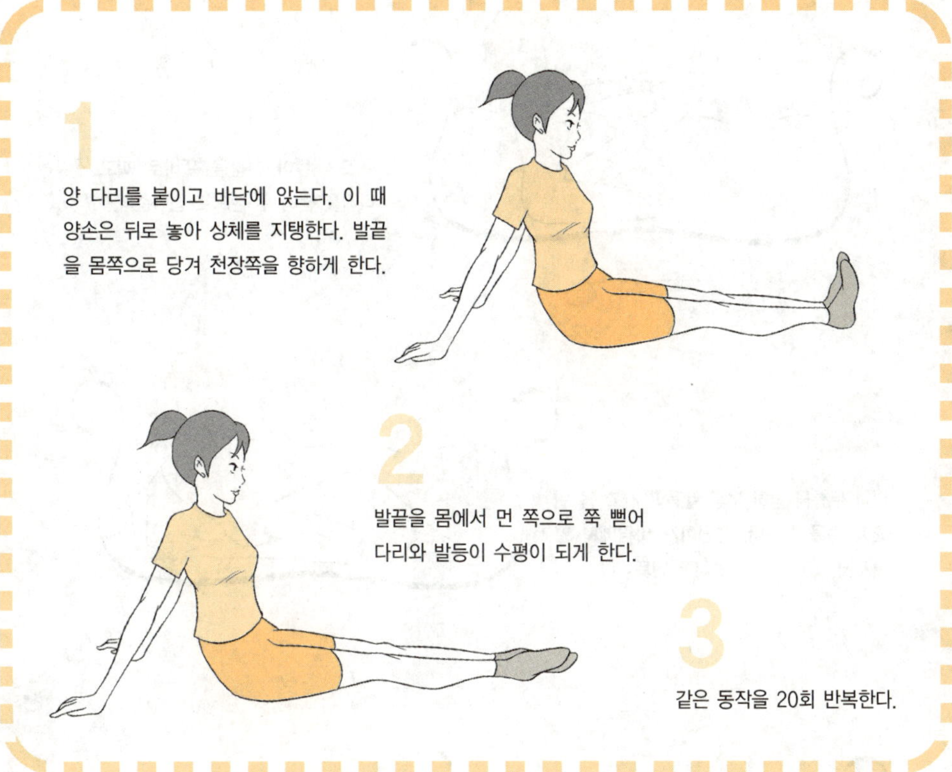

>>>> 목욕하면서 다리살 빼기

욕조를 이용하면 물의 부력 때문에 힘도 덜 들면서 효과적인 스트레칭을 할 수 있다.

1) 욕조 안에서 하는 다리 스트레칭

따뜻한 목욕으로 혈관이 확장된 상태에서 마사지를 해주면 혈액순환을 더욱 좋게 하여 근육의 피로도 풀고, 부종도 쉽게 제거할 수 있다.

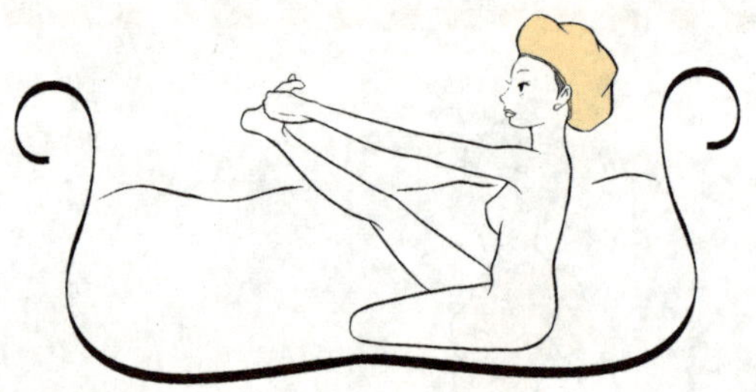

1

욕조에 앉아 가슴을 똑바로 펴고 한쪽
다리를 뻗어 두 손으로 잡아준다.

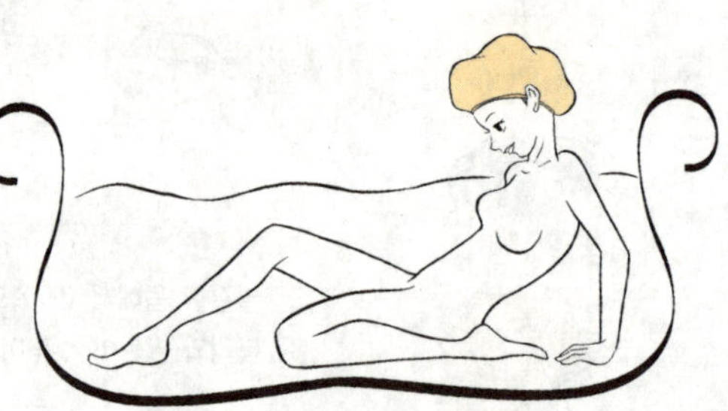

2

한쪽 무릎을 굽혀 무릎 꿇듯이 하고 몸 뒤
편에 손을 짚는다. 엉덩이가 바닥에서 떨
어지지 않도록 하는 것이 포인트이다.

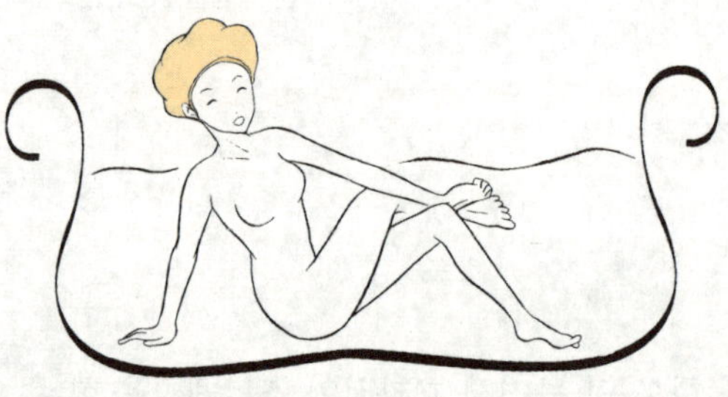

3

앉은 자세에서 한쪽 다리를 다른
쪽 다리 위에 얹은 후 반대편 팔을
이용하여 허벅지 근육이 당겨지는
느낌이 날 때까지 당겨준다.

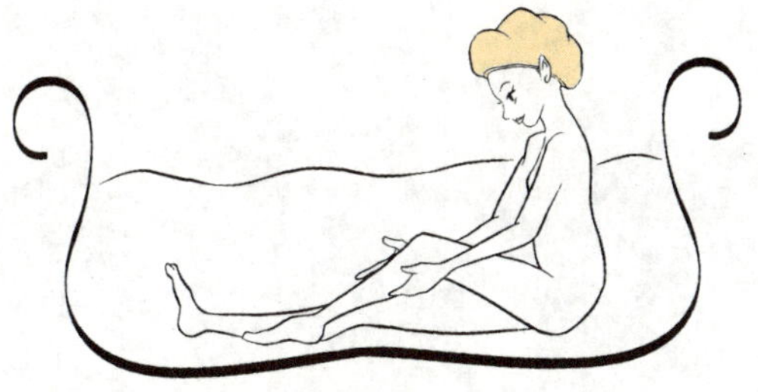

1

무릎을 약간 세운 채 욕조에 앉아 양손으로 종아리 근육을 감싸 쥔다. 이 때 엄지손가락은 다리의 앞쪽에, 나머지 네 손가락은 종아리 근육 위에 얹도록 한다. 엄지손가락으로 지탱해가면서 네 손가락으로 문지르기와 누르기 마사지를 해준다.

2

엄지손가락을 발바닥에, 나머지 네 손가락을 발등에 놓고 발가락에서 발꿈치쪽으로 주물러 준다. 아킬레스건 위는 한 손으로 움켜쥐듯 하여 주무르도록 한다.

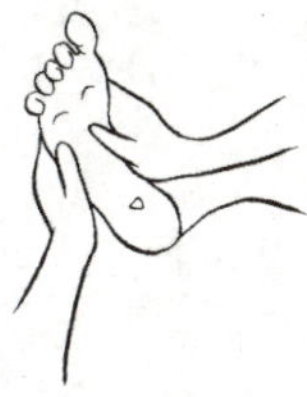

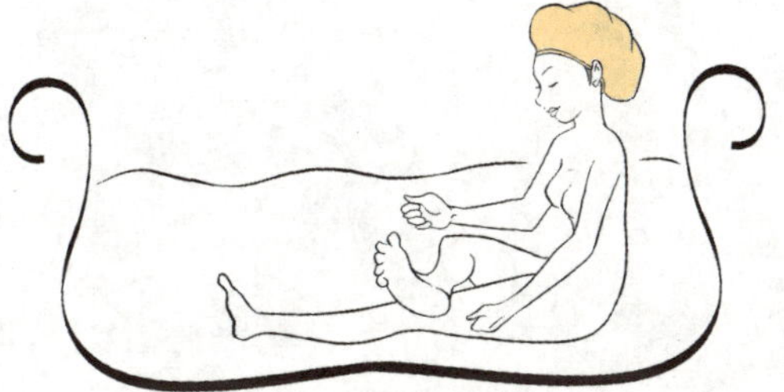

3

주먹을 이용하여 발바닥을 두드려준다.

제 5 장
다시 찌지말자

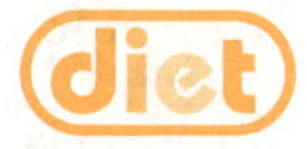

1. 요요현상을 방지하려면?

　다이어트를 하다보면 누구나 한 번쯤은 요요현상을 경험하게 된다. 세 번 이상 살빼기와 요요현상을 반복해서 경험했다면 무리하게 다이어트에 매달리지 말고 차라리 먹고 싶은 대로 먹으며 사는 것이 나이 들어 체중이 적게 나가는 길이 된다. 왜냐하면 살빼기의 실패를 반복하면 할수록 살찌기 쉬운 체질로 되기 때문이다. 아무리 운동을 꾸준히 열심히 하여 근육량을 늘리거나 잘 유지하면서 살을 뺐다고 하더라도 식사요법, 운동이 적절히 뒷받침되지 않으면 체중은 늘어나게 되며, 그것도 체지방이 늘어 어딘지 부은 듯한 일그러진 몸매가 되고 만다.

　체중이 줄어들면 다이어트를 열심히 계속하고자 하는 뇌의 생각과 달리 우리 몸은 생명유지를 위한 본능대로 움직이게 되므로 우선 체지방 손실에 따른 기아의 위협을 감지하게 된다. 이로 인해 갑자기 식욕중추가 자극을 받아 본능적으로 먹게 되고 자기방어 차원에서도 이상 식욕을 일으키는 것이다. 다이어트를 시작하고 대개 3주 정도까지는 강인한 의지로 먹고싶은 욕구를 억누를 수 있으나 10kg 이상 감량할 필요가 있는 경우에는 감량을 위해 필요한 기간도 그만큼 많이 소요되므로 결국 의지와는 반대로 먹고 마는 상황이 벌어지기 쉽다. 특히 3개월 이상 다이어트를 해야 하는 상황이 되면 1년의 4분의 1, 즉 계절이 바뀔 때까지 다이어트를 계속하게 되는 셈이므로 실패 확률이 더더욱 높다. 그래서 고도비만은 표준 체중까지 감량하기가 어려운 것이다. 다행히 수개월간 안간힘을 쓰면서 먹고싶은 충동을 억제할 수 있었다고 하더라도 우리 몸은 기아에 대한 공포심으로 이번에는 에너지 소비율을 떨어뜨려서라도 에너지를 아끼는 방향으로 체질을 바꾸어 간다. 이 상황이 다이어트에서는 성공과 실패의 갈림길 중 가장 중요한 순간이다. 이 갈림길에서 '이 정도야' 하면서 먹기 시작하면 지방은 겉잡을 수 없는 속도로 몸에 쌓여 단지 며칠을 잘 먹었을 뿐인데도 부은 듯 살이 찌는 체지방증가형 비만체질로 바뀌게 된다. 이것이 다이어트 후에 같은 열량을 섭취해도 살이 더 찐다고 느끼게 되는 이유이다. 이쯤 되면 다이어트 이전과 같은 몸무게로 돌아간다고 해도 이전보다는 부피가 늘어 옷맵시는 더 안 나는 상황이 벌어진다. 생활 속의 인내심과 끈기가 동반되지 않는 다이어트는 결국 짧게는 수개월, 길게는 1년의 날씬한 시간을 약속할 뿐이다.

"거기서 살 빼고 다시 안 쪘니?"라고 묻는 질문들 속에는 비만의 재발 예방이 '환자 자신의 노력'에 달려 있기보다는 '치료법의 좋고 나쁨'에 달려 있다는 암시를 가지고 있다. 물론 비만치료에 보다 효율적이고 올바른 치료법은 있다.

그러나 10년 가까이 의학교육을 받은 의료인을 찾아가 비만치료를 한다면 적어도 신체에 무리가 가는 방법으로 치료를 하지는 않을 것이다. 이는 서양의학 비만클리닉이든 한방 비만클리닉이든 모두 마찬가지라고 생각된다.

그런데 한의학의 비만치료율이 높은 이유는 한의학의 기본정신이 질병의 원인 및 치료가 외부에 있기보다는 자신의 정기의 충실, 신체 단련 및 양생에 달려 있음을 강조하는 본치의학(本治醫學)이기 때문에 치료법을 강조하기보다는 환자의 체질개선, 행동수정, 날씬한 습관 형성을 강조하기 때문이다.

한방다이어트는 사람마다 체질이 다르므로 먹는 양과 소모량에도 크게 차이가 있다는 것을 인정하는 데서 시작된다. 가족 중에 뚱뚱한 사람이 있거나 성장기 시절에 뚱뚱하였던 사람은 이미 비만체질이 되어 소위 '물만 먹어도 살찐다'는 사람이라고 할 수 있다. 이런 경우 치료 중에 가장 중요한 것은 자신의 체질에 맞춘 먹는 양의 습관화이다. 양이 부족하다는 느낌이 들지 않도록 위의 크기를 줄이고 '이만큼이 나에게 적당하지'라고 새롭게 볼 수 있는 시각을 가질 수 있어야 한다.

그렇다고 치료중에 실시했던 저열량식이를 평생 계속해야 한다면 이는 매우 무거운 짐을 어깨에 메고 다니는 것과 다름이 없을 것이다. 한방 비만치료를 통해 체내의 노폐물이 빠지고 순환이 개선되며, 각 장기의 기능이 활성화되면 자연스럽게 이전보다 대사율이 좋아지고 살빼기 전보다는 날씬함을 유지하기 쉬운 몸 상태에 있게 된다. 다만, 치료중에 가졌던 자신을 가꾸는 긴장감, 날씬한 생활습관을 항상 유지하려는 마음가짐이 항상 뒤따라야 한다. 날씬함에 대한 항상성 있는 즐거운 긴장감이야말로 요요현상 예방의 핵심이라고 본다.

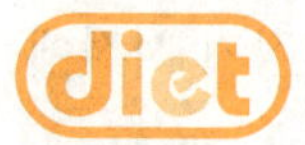

2. 다이어트도 잘 먹어야 성공한다

"저는 넘치는 식욕 때문에 꼭 다이어트에 실패하고 말아요!"

이는 어느 한 사람만의 문제는 아닐 것이다. 다이어트는 식욕을 어떻게 조절하느냐에 그 성패가 달려 있다고 해도 과언이 아니다. 식욕은 뇌의 시상하부에 있는 포만중추와 식욕중추에 의해 조절된다. 식사를 통해 몸 속에 영양소가 들어오면 당분에 의해 혈중의 포도당 수치가 올라간다. 포도당 상승이 포만중추에 전달되고 나면 포만중추는 이제 충분한 에너지가 쌓였으니 그만 먹으라는 신호를 보내므로 '배부르다'고 느낀다. 혈당이 충분히 올라가려면 먹기 시작해서 20분 정도는 걸리기 때문에 급하게 먹는 사람은 몸 속에 이미 많은 영양소가 들어가 있어도 뇌의 포만중추로부터 '배부르니 그만 먹으라'는 신호를 받지 못해 과식하게 된다. 그러므로 흔히들 급하게 먹는 사람이 살찐다고 하는 것이다. 천천히 씹어 먹는 습관이 날씬해지는 식사법의 키포인트이다. 쌀밥보다는 씹기 좋은 현미밥, 잡곡밥을 먹는 것이 섬유소의 섭취면에서나 비타민, 무기질의 섭취면에서나 포만중추의 활성기전을 응용하는 면에서 모두 이롭다고 할 수 있다.

▶▶▶ 다이어트 비타민 – 티아민, 리보플라빈, 아스코르브산

비타민 B_1을 티아민, B_2를 리보플라빈, C를 아스코르브산이라 한다. 신체대사에 관여하여 다이어트에 도움이 되는 대표적인 비타민을 소개한다.

● 비타민 B_1

인체에 흡수된 탄수화물을 에너지화시키는 대사촉진기능을 가진 비타민이다. 즉 탄수화물을 이용하여 ATP를 만드는데 관여한다. 에너지원인 ATP로 만들어지지 않고 남은 영양소는 지방으로 축적되므로, 비타민 B_1을 많이 섭취하는 것이 지방축적을 막는데 도움이 된다고 할 수 있다. 비타민 B_1은 돼지고기, 현미, 참깨, 계란, 시금치, 당근, 표고버섯, 치즈 등에 많이 들어 있다.

● 비타민 B_2

세포의 재생 및 에너지대사를 촉진시키는 비타민으로서, 비타민 B_1과 같이 탄수화물을 에너지로 바꾸는 과정에 관여한다. 동시에 지방을 분해하여 에너지로 쓰는데도 관여한다. 비타민 B_2는 우유, 삼치, 멸치, 꽁치, 아몬드 등에 많이 들어 있다. 다만, 지방을 분해시키려고 이런 음식을 많이 먹으면 오히려 남아도는 영양소 때문에 살이 찔 수 있으므로 다이어트 식단에 맞추어 적당히 섭취하도록 해야 한다.

● 비타민 C

탄수화물, 지질, 단백질의 대사에 관여하면서 항산화 작용을 갖고 있으므로 다이어트중에 나타날 수 있는 피부노화 예방에 도움이 된다. 불포화 지방산이 산화되어 과산화 지질이 되는 것을 막기에 혈관을 튼튼하게 유지시켜 건강한 혈액순환을 가져온다. 비타민 C가 결핍되면 부종이 나타나기 쉬우므로 다이어트중에 브로콜리, 피망, 파프리카, 시금치, 파슬리, 레몬 등을 섭취하도록 한다. 단맛 과일 속에도 비타민 C가 많이 함유되어 있으나, 당분으로 인해 살찌게 되므로 많이는 먹지 말아야 한다.

▶▶▶ 단백질을 많이 섭취하자

단백질을 섭취하면 식사유도성 발열량이 높아져 소비에너지를 높여준다.

식사유도성 발열이란 섭취한 음식물의 소화흡수과정에서 발산되는 열량을 말한다. 먹으면서 곧 에너지를 소모할 수 있으므로 다이어트면에서는 단백질 섭취가 매우 중요하다. 계란·고기·생선 등은 좋은 단백질 식품이지만, 기름진 부위는 피해서 먹도록 하고, 역시 과식하게 되면 오히려 살이 찌는 결과를 가져오므로 적절한 양을 지키도록 한다.

단백질은 식사유도성 발열량을 높이는 차원뿐 아니라 지방분해에도 도움이 된다.

단백질이 체내에 들어오면 소화과정을 거쳐 아미노산으로 분해된다. 지방을 분해하는 지방분해효소 리파아제의 활성화에는 아미노산이 필요하므로 완전 단식보다는 적절한 단백질, 비타민, 수분을 섭취하는 것이 중요한 이유가 여기에 있다.

▶▶▶ 식사는 즐겁게

비만치료를 위해 내원하는 환자들 중에는 유달리 조급해 하는 사람들이 가끔 있다. 100g, 200g의 더 빠른 감량을 위해 하루 몇 시간을 달리기를 하는가 하면 사우나를 수시로 다니기도 한다. 그런데 그런 사람일수록 체중이 더디 빠지는 경우가 많다. 느긋하게 살빠지는 걸 즐기는 사람들은 그리 힘들어 하지 않으면서 "어! 벌써 5kg이나 빠졌네!" 하고 진료시마다 웃으며 돌아가는 사람들이 많다.

다이어트를 즐길 줄 아는 사람은 병원에 와서 진료를 할 때뿐 아니라, 혼자서 식사를 할 때도 마찬가지로 즐거운 마음으로 식사요법을 실천할 수 있는 사람이다.

'배고파, 맛없어' 라고 생각하면서 먹는 것과 '맛있어, 즐거워' 라고 생각하면서 먹는 것은 식사를 하면서 태울 수 있는 열량, 즉 식사유도성 발열량에 큰 차이가 있다. 식사중에 태우는 에너지소모도 많을 뿐 아니라 생활중에 사용하는 에너지 소비율도 함께 좋아지기 때문에 다이어트 효과가 빨리 나타나는 것이다.

지금까지 살찌는 자신을 방치한 결과 5kg, 10kg 또는 15kg를 빼야 하는 비만에 이르게 된 것이지만, 막상 비만치료를 시작하면 하루아침에 1kg, 2kg씩 살을 빼고 싶어 안달하는 것이 인지상정이다. 그렇지만 체지방이 하루아침에 몇 킬로그램씩 쌓이지 않듯이 살을 뺄 때에도 하루아침에 '몇 킬로그램 감량' 이란 있을 수 없다.

'날씬해질 때까지 중간에 포기만 하지 않는다면 누구나 성공할 수 있는 것이 다이어트다', '시작할 때 열심히 했는가보다 끝까지 완주했는가가 더 중요한 것이 다이어트다' 라는 것을 기억하면서 적당한 배고픔에 여유를 가지고 다이어트를 즐길 줄 아는 것이 에너지대사면에서 절대로 유리하다는 것을 기억하자.

▶▶▶ 저녁은 가볍게 하고, 야식은 피할 것

앞에서 즐거운 마음으로 다이어트식을 하는 것이 다이어트 성공에 매우 중요함을 설명하였다. 에너지 대사율을 높이기 위한 방편이라고 할 수 있는데, 식사시 마음가

짐 외에도 먹는 시간대를 조정함으로써 대사율을 높일 수 있다.

식사유도성 발열량은 식사시간에 따라 달라진다. 아침식사가 가장 높고 저녁식사가 가장 낮다. 아침은 먹는 둥 마는 둥하고 저녁은 약속이다, 회식이다 해서 아침에 먹지 않은 양까지 보충해서 먹는 경우가 많은데 에너지대사면에서 보면 두 배의 손실이라고 할 수 있다. 먹는 칼로리는 많은데 소비되는 열량은 오히려 더 적으니 말이다.

적극적 다이어트시에는 저녁을 피하고 아침, 점심 식사만으로 하루 두 끼를 섭취하도록 하고, 감량해야 할 체중이 적거나 감량한 체중을 유지하는 차원에서 식사요법을 시도한다면 저녁식사량은 반으로 줄이는 것이 좋다.

▶▶▶ 운동은 식전과 식후 둘 다 좋다

앞에서 잠시 식사유도성 발열량에 대해 설명했는데 식사 전에 운동을 함으로써 이 식사유도성 발열량을 늘릴 수 있다. 에너지대사율이 가장 높은 아침식사 전에 운동을 잠시 하게 되면 아침식사를 든든히 먹고도 곧 체열로 발산시킬 수 있으므로 적어도 아침체조 정도는 하고 식사를 시작하도록 하자.

또한, 운동은 호르몬분비량을 조절하므로 비만예방에 도움을 준다.

체지방이 쌓이는데는 인슐린이란 호르몬이 작용한다. 당분을 지방으로 바꾸어 지방조직에 축적하도록 하는 신호를 인슐린이 담당하고 있다. 이 부분은 '저인슐린 다이어트'에서 보다 자세히 설명하기로 한다.

음식을 섭취하면서 인슐린 분비량을 조절할 수 있다면 먹는 음식량에 비해 체지방이 덜 쌓이도록 할 수 있다. 어떤 식재료로 만든 음식을 먹는가도 중요하지만 운동이 바로 인슐린 분비량을 조절하는 역할을 하게 된다.

특히 식사 후의 운동은 인슐린 분비를 억제해주는 효과가 있다. 식사를 한 후 30분 정도 지나면 혈당이 가장 최고치에 이르고 인슐린의 분비가 활발해지기 시작한다. 소화가 다되고 나서 운동을 해야 체지방분해가 잘된다고 해서 배가 고플 때까지 기다렸다가 운동을 하는 사람도 있는데, 실은 식후 30분 정도에 어느 정도 움직여도 위가 출렁거리지 않을 정도가 되면 곧 운동을 시작하는 것이 좋다. 운동에 필요한 에너지를 혈중의 포도당에서 곧바로 사용하게 되므로 인슐린의 분비량을 그만큼 줄일 수 있기 때문이다. 일단 쌓인 체지방을 분해하는 것도 중요하지만 현재 먹은 음식을 통해 쌓이는 체지방 축적을 예방하는 것은 더 중요하기 때문이다.

▶▶▶ 저인슐린 다이어트

쉽게 말해서 배고픈 것은 절대 참을 수 없지만 살은 빼고 싶은 사람을 위한 다이어트라고 할 수 있다.

덴마크다이어트, 꿀다이어트, 식초다이어트, 효소다이어트 등 지금까지 유행한 다이어트는 대부분 칼로리제한 다이어트라고 할 수 있다.

비만은 소비에너지보다 섭취에너지가 많아서 생겨나는 질환이므로 칼로리를 제한하게 되면 신체 내에 흡수되는 영양이 줄어 들어 체중이 그만큼 빠지게 된다. 그러나 우리 몸은 '다이어트중이므로 음식을 적게 먹어도 걱정마라' 라는 대뇌의 지령보다는 먹는 게 없으므로 '기아에 대한 대비책을 시작하라' 는 신체 경계경보에 보다 민감하게 반응하기 때문에 적은 영양으로도 살아갈 수 있도록 기초대사량을 줄이는 에너지절전모드로 전환하게 된다. 체온을 낮추거나, 교감신경의 활동을 억제하거나, 에너지소모를 낮추는 등의 에너지절약행동을 하는 것이다.

전문가의 지도 없이 잘못된 저칼로리 다이어트를 혼자서 계속하게 되면 근육을 분해하여 에너지화하게 되므로 근육량이 줄어 들어 체중이 감소하는 결과를 가져오는 경우가 있다. 다이어트를 끝내고 다시 예전 습관으로 돌아가면 결국 요요현상을 불러오게 되는데, 문제는 일단 줄어든 근육량은 웨이트운동을 하지 않으면 좀처럼 늘지 않는다는 데 있다. 늘어난 체중은 대부분 체지방으로 채워진다. 수차례에 걸친 다이어트의 시도와 실패로 인해 요요현상을 겪은 사람들의 신체구성 성분을 보면 이전보다 체지방이 더 많아진 상태가 되어 있는 경우가 대부분이다.

근육이 줄어들면 기초대사량도 줄어들게 되므로 이전과 같은 양을 먹어도 살찌기 쉬운 체질이 되어 버린다. 칼로리제한이 지속되면 공복감을 참아내는데 스트레스가 생겨나기 때문에 불안감, 초조감이 가중된다. 또한 저칼로리 다이어트를 반복하다 보면 뇌의 시상하부에 있는 식욕중추, 포만중추의 조화가 깨져서 어느 정도 배가 부르게 먹어도 포만감을 느낄 수 없어 자신도 모르게 많이 먹게 되기도 하고, 심하면 폭식증에 빠지게 된다.

한방다이어트는 저열량식이를 하면서도 건강을 유지하면서 목표체중까지 무난히 갈 수 있도록 식욕중추를 조정하여 공복감을 최소화시키고, 신체의 에너지절전모드화를 방지하기 위해 대사율을 높여주고 소비열량을 늘려주는 기를 보충해주는 한약제를 활용하는 탁월한 다이어트법이다. 그래도 적게 먹는 것을 너무나 힘들어 하는 사람들이 있게 마련이다. 인체는 하나의 치료법에 대해 모두 획일적으로 반응하지 않기 때문이다. 이러한 개개인의 차이를 인정하는 것이 바로 한의학의 기본정신이

기도 하다.

　저인슐린 다이어트는 이런 사람들을 위한 희소식이라고 할 수 있다. 어느 정도 포만감을 즐기는 식사를 하면서도 인슐린분비를 조정함으로써 체지방의 축적을 줄여주는 새로운 다이어트법이다. 그러나 먹는 양이 과다하면 아무리 저인슐린 다이어트에 준한 식품군이라고 해도 살이 찌게 되므로 나의 경우 임상적으로 저인슐린 다이어트법을 체중감량 후에 뺀 체중을 힘들지 않게 유지하는데 활용하고 있다.

　나의 임상경험에 따르면 다이어트는 '칼로리', 'GI수치', '먹는 음식의 부피' 이 세 가지 요소가 모두 잘 갖추어졌을 때 가장 성공적인 결과를 가져온다.

1) 인슐린은 살찌는 호르몬

　인슐린은 췌장에서 분비되는 호르몬의 이름이다. 식사를 하면 음식물 중의 탄수화물이 포도당으로 분해되어 혈중으로 이동되고 혈당이 높아진다.

　혈중에 함유된 포도당의 양을 수치로 표시한 것을 혈당치라고 하는데, 음식을 섭취하면 식사 후에 당연히 혈당치가 상승하게 된다. 식후 30분 정도부터 높아져 1시간 정도에 가장 높은 수치를 기록하여 식후 3시간 정도면 다시 낮은 수치로 떨어진다.

　인슐린이 어떻게 지방축적에 영향을 미치는지 살펴보기로 하자.

　혈당치가 상승하면 인슐린 분비가 촉진되어 혈당을 근육이나 간에 글리코겐이라는 물질로 축적한다. 이렇게 인슐린의 작용에 의해 혈액 속의 포도당수치는 낮아지고 글리코겐은 나중에 에너지원으로 사용된다. 그런데 근육이나 간에 축적할 수 있는 글리코겐의 양은 한정되어 있으므로 혈당치가 급격히 상승하면 인슐린이 대량으로 분비되고, 근육이나 간에 글리코겐으로 축적할 여유가 없으므로 혈액 중에 남아 있는 포도당을 지방세포에 저장하게 되어 살이 찌는 결과를 가져온다. 게다가 인슐린은 체지방이 분해되는 일을 방해하는 역할도 하고 있어 이래저래 살찌는 호르몬이라고 할 수 있다.

그러므로 살을 빼기 위해서는 혈당치의 급격한 상승을 막아 인슐린의 분비량을 적게 하는 것이 좋다.

인슐린의 분비를 억제하기 위해서는 혈당치를 급격히 상승시키지 않도록 하는 것이 중요하다. 포도당으로 빠르게 분해되어 혈당치를 높이는 식생활을 피하고, 적절한 운동을 병행하는 것이 좋다.

인슐린 분비를 되도록 적게 하기 위해 섭취 후 서서히 포도당으로 분해시키거나, 탄수화물 함유율이 낮은 음식을 골라 섭취하는 것을 저인슐린 다이어트라고 한다.

2) 저인슐린 다이어트 실전법

저인슐린 다이어트를 활용하기 위해서는 GI치에 대한 이해가 있어야 한다.

GI란 Glycemic Index의 머리글자를 딴 것이다. 식사를 하게 되면 음식물의 일부가 포도당으로 분해되어 흡수되고, 혈액 내 혈당치가 상승한다. GI치라는 것은 각각의 음식이 함유하고 있는 탄수화물이 혈당치를 높일 수 있는 속도를 수치로 나타낸 것으로서, 포도당 100g을 마셨을 때 혈당치의 상승도를 100으로 하여, 이를 기준으로 각각의 음식물 100g의 GI치를 표시한다. GI치가 낮을수록 혈당 상승이 느리고 인슐린 분비를 서서히 유도하게 되므로, 저인슐린 다이어트에 맞는 음식이라고 할 수 있다.

GI치가 낮은 음식은 날것으로 먹는 음식, 조리를 거의 하지 않은 음식, 딱딱한 음식, 정제하지 않은 음식, 식이섬유가 풍부한 음식이라고 할 수 있다.

예를 들면, 다시마 · 미역 등의 해조류와 야채, 견과류 등을 들 수 있다. 육류, 생선, 유제품, 계란 등도 탄수화물 함유율이 적으므로 저GI치를 가진다. 저GI치를 가지는 음식은 대부분 섬유소가 풍부하고 단백함유율이 높아 식후 포만감도 오래가므로 배고픔으로 고생하지 않아도 된다는 장점이 있다.

쌀밥은 GI치가 높으므로 현미밥 · 잡곡밥으로 바꾸어 먹도록 하고, 빵이 먹고 싶을 때는 견과류나 통밀로 만든 빵을 먹도록 한다. 면류가 먹고 싶을 때는 라면, 국수, 우동보다는 메밀국수, 막국수가 낫다.

식사를 할 때 저GI치를 가진 음식을 먼저 먹은 후, 고GI치를 가진 음식을 먹으면 혈당의 상승속도를 조절할 수 있다. 예를 들어 야채나 다시마 등 식이섬유를 많이 함유한 반찬을 먼저 먹게 되면 쌀밥과 감자반찬으로 이루어진 식사보다는 혈당의 상승을 막을 수 있다.

식이섬유를 함유한 식품은 GI치가 낮을 뿐 아니라 섭취 후 부피가 커지므로 적은 양으로도 포만감을 느끼게 되고 변비해소에도 좋다. 그 밖에도 단 음식이 너무 먹고 싶을 때는 식후에 곧 이어서 디저트로 먹지 말고, 혈중 포도당 수치가 떨어지는 식후 3시간 정도 후에 먹도록 한다. 식후에 곧 케이크, 아이스크림 등 단 음식을 먹게 되면 급격한 혈당 상승을 가져오므로 인슐린 분비를 과다하게 유도하게 된다.

저인슐린 다이어트는 1개월에 몇 킬로그램 감량 등과 같이 단기간 내에 원하는 몸무게까지 감량하려는 사람에게는 맞지 않는다.

다만, 먹고 싶은 마음을 참지 않아도 되므로 다이어트를 하면서도 다양한 음식을 즐겨가며 여유로운 마음으로 서서히 몸무게를 감량하려고 하는 사람에게 맞는 다이어트법이라 할 수 있다. 그 밖에도 초저열량식이를 동반한 한방다이어트 이후 마무리 치료에서 식사량을 조금씩 늘릴 때 활용할 수 있는 다이어트법이다. 일생 동안 날씬한 몸을 유지하면서 씹는 즐거움을 버리지 않아도 되는 다이어트법이므로 살찌는 체질은 평생 저GI치 식품을 중심으로 식생활을 계속해 가는 것이 바람직하다.

어느 다이어트방법으로 시작하였든 다이어트는 장거리 달리기라는 것을 기억하자. 인내심과 끈기를 가지고 꾸준히 실천하는 것만이 일평생 동안 날씬하게 사는 유일한 방법이라는 것은 이 책을 읽으면서 지금쯤은 귀에 못이 박히도록 들었을 것이다.

3) 체크! 자주 먹는 음식들의 GI치

저인슐린 다이어트의 성공 포인트는 저GI치의 식품을 선택하여 먹는 데 있다. 기준이 되는 GI치는 61이다. GI치 61 이상의 식품은 되도록 피하거나, 먹더라도 소량에 그치도록 하면 혈당치의 급격한 상승을 막아 인슐린의 과잉분비를 피할 수 있다.

(1) 밥, 면류, 빵류 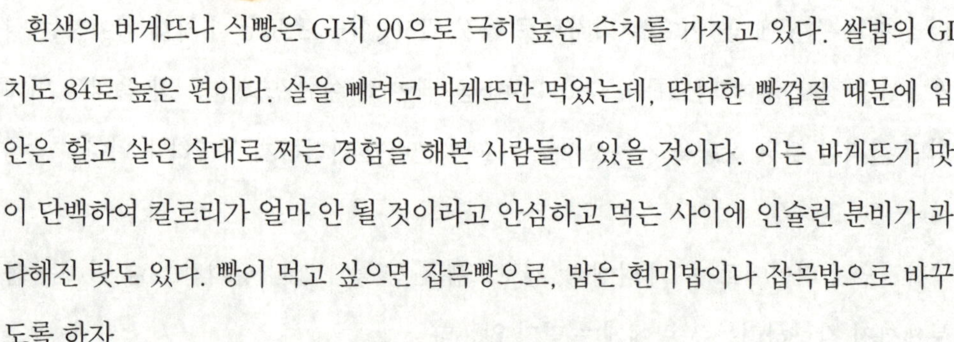

흰색의 바게뜨나 식빵은 GI치 90으로 극히 높은 수치를 가지고 있다. 쌀밥의 GI치도 84로 높은 편이다. 살을 빼려고 바게뜨만 먹었는데, 딱딱한 빵껍질 때문에 입 안은 헐고 살은 살대로 찌는 경험을 해본 사람들이 있을 것이다. 이는 바게뜨가 맛이 단백하여 칼로리가 얼마 안 될 것이라고 안심하고 먹는 사이에 인슐린 분비가 과다해진 탓도 있다. 빵이 먹고 싶으면 잡곡빵으로, 밥은 현미밥이나 잡곡밥으로 바꾸도록 하자.

(2) 야채

감자, 당근, 옥수수는 야채 중에서도 GI치가 높다. 지금까지의 저칼로리 다이어트

정보와는 달리 감자, 옥수수가 살찌게 하는 음식이 될 수도 있으므로 과다하게 섭취하는 일이 없도록 한다.

저인슐린 다이어트 차원에서 생각해보면 왜 강냉이 다이어트가 그토록 실패만 불러왔는지를 쉽게 알 수 있다.

(3) 육류, 어류

육류와 어류는 모두 GI치가 60 이하이다. 다만, 지방함유량이 높아 체지방으로 축적되기 쉽기 때문에 섭취하는 양에 주의한다.

(4) 콩류

두부, 된장, 청국장, 콩비지 등의 콩을 이용한 식품은 저GI치이면서도 단백질이 풍부하므로 짜지 않게 먹는다면 다이어트 효과를 충분히 기대할 수 있다. 다이어트 중에 짠 음식을 먹게 되면 수분이 쉽게 빠져나가지 못해 노폐물이 몸에 쌓이고 그 결과 몸이 부을 수 있다는 점에 유의하자.

(5) 과일

대부분의 과일은 풍부한 섬유소를 가진 저GI식품이라고 봐도 된다. 다만, 과일의 당분도 체내 대사과정에서 체지방으로 변하여 축적될 수 있다는 것을 기억하고, 과다한 섭취는 피하도록 한다.

(6) 과자류

과자는 밀가루에 설탕도 듬뿍 들어간 고GI식품이다. 저칼로리 다이어트 차원에서도, 저인슐린 다이어트 차원에서도 가장 피해야 할 대상이라고 할 수 있다. 다이어트가 끝나고 굳이 과자가 먹고 싶을 때는 식후 3시간이 지나서 먹도록 한다.

>>> 각 식품의 GI(Glycemic Index) 표

	빵/곡류	채소	과일	유제품	음료수	스낵
90~100		구운 감자				
80~90	콘플레이크					
70~79	크래커, 식빵, 베이글	프렌치 프라이, 호박	수박		게토레이	콘칩
60~69			파인애플, 건포도	아이스크림	환타	설탕
50~59	메밀, 머핀, 블루베리, 쌀	옥수수, 감자	바나나, 키위, 망고			감자칩, 꿀, 팝콘
40~49	면, 스펀지케이크	당근	포도, 오렌지		오렌지주스, 사과주스	초콜릿, 스니커즈
30~39			사과, 자두, 복숭아, 배	저지방 요구르트, 초콜릿 우유		
20~29		체리	우유			
10~19					땅콩	

3. 자면서 다이어트 하는 법 - 아~ 성장호르몬

잠을 잘 자는 아기는 다른 아기들보다 키도 크고 튼튼한 것을 보게 된다. 키가 크는 데는 밤잠이 중요하다는 것인데, 이는 이미 과학적으로도 그 이유가 밝혀졌다. 성장호르몬의 분비는 밤 수면시간에 왕성하다.

성장호르몬은 에너지 대사에도 중요한 역할을 하는 호르몬이다. 잠잘 때는 성장호르몬이 분비되어 피로로부터 몸을 회복하는데도 도움을 준다. 근육피로 상태가 오래 지속되면 근육에서의 에너지 이용률이 떨어지는 것은 당연한 일이다.

그러므로 밤에 제대로 잠을 자야만 살이 잘 빠질 수 있다. 밤 12시 이전에 잠자리에 들어 밤사이 푹 잘 수 있도록 생활 방식을 고치는 것도 비만치료 중에 중요한 한 방법이다.

일찍 잠에 들면 늦은 시간까지 활동할 이유가 없으므로 출출한 느낌에 야식을 하고 마는 실수율을 대폭 줄일 수 있다. 위가 비어 있으므로 밤사이 섭취한 음식물의 소화흡수를 위해 장이 열심히 일할 필요도 없어 다음날 피로감 없이 가벼운 몸으로 잠자리에서 일어날 수 있다.

4. 다이어트에도 기초지식이 필요하다

(다이어트 보조식품, 기능성 식품, 건강식품, 한약, 양약 이야기)

다이어트에 도움이 된다고 선전하는 수많은 식품들이 시중에 나와 있다. 먹으면 살이 빠진다고 하는 식품에서부터 변비를 해소하는 식품, 식욕이 떨어진다고 하는 식품, 살이 안 찌는 체질로 바꾸어 준다고 하는 식품에 이르기까지 무조건 맹신하여 돈 쓰고 몸버리는 식이 되어서도 안 되지만 '그건 사기야' 라며 절대로 피해야 할 것처럼 등안시할 필요는 없다.

음식과 약의 중간쯤 되어 보이는 이러한 보조식품, 기능성 식품들의 종류를 제대로 파악하고 있으면 다이어트 계획을 세우는데 많은 도움을 받을 수 있다.

다이어트 보조식품의 종류는 크게 네 가지로 나누어 볼 수 있다.

첫째, 영양소의 소화, 흡수를 저해하는 보조식품이다. 과도하게 섭취된 탄수화물, 지방의 흡수를 막음으로써 과잉에너지가 지방으로 축적되는 것을 막아준다. 탄수화물은 아밀라아제라는 효소에 의해, 지방은 리파아제라는 효소에 의해 분해되어 생활에 쓰고 남는 부분은 지방조직에 축적되는데, 이 소화효소의 작용을 억제하여 영양소의 흡수를 일부 차단해 주는 역할을 한다. 여기에 속하는 대표적인 것이 식이섬유이다. 섬유소 함유 음료수나 곤약의 재료가 되는 글루코만난 · 차전자피 · 함초 · 다시마 등의 해조류에 들어 있는 알긴산, 현미 · 보리 · 율무 등의 잡곡, 파이버 알약들이 여기에 속한다. 병원처방 약물 중에는 제니칼, 리덕틸 같은 약이 이 부류에 속한다. 식이섬유는 물을 흡수하면 수십 배로 팽창하여 변의 양을 늘려주고 부드럽게 하는 작용을 하기 때문에 변비예방식품으로도 사용된다.

둘째, 체지방 분해를 촉진하는 식품들이다. 한편으로는 지방체포에 지방이 쌓이지 않도록 체지방의 축적을 억제하면서 한편으로는 체지방의 연소율을 높여주는 역할을 한다. 가장 대표적인 것이 고춧가루다이어트와 김치다이어트이다. 고춧가루에 함유된 캅사이신이라는 성분 때문이다. 우리나라에는 아직 소개되지 않았지만 미국 및 일본에서 체지방축적 방지를 목적으로 판매하는 보조식품에는 '토날린'이 있다. 토날린은 해바라기씨에서 추출한 이성화 리놀산이다. 미국에서는 다이어트 보조식품으로 꽤 많이 알려진 상품이다.

셋째, 식욕을 억제해주는 보조식품들이다. 뇌의 식욕중추에 작용하여 먹고 싶은 마음을 줄여주거나, 자율신경계에 작용하여 불안감을 해소시키고 마음을 안정시켜 불필요한 과식을 피할 수 있도록 해준다.

주변에서 찾을 수 있는 식품 중 식욕을 억제해주는 대표적인 것이 다이어트 잡곡으로 유명한 율무이다. 율무로 밥을 지어 먹기도 하며, 율무차로 마실 수도 있다. 나는 율무를 뻥튀기로 튀겨서 먹어보기도 했는데, 쌀뻥튀기나 옥수수뻥튀기에 비해 맛은 없지만 씹어먹는 느낌을 즐기는 사람에게는 좋은 간식거리가 될 수 있다. 또 다른 식욕억제 상품으로는 요즘 서양에서 수입해 오는 허브정제 중에서 세인트존스와르트가 함유된 정제를 들 수 있다. 뇌내 세로토닌이라는 물질을 분비시켜 편안한 기분을 갖게 하고 공복감을 잊게 하는 효과도 있다.

아로마오일 중에는 펜넬이 식욕억제 역할을 해준다.

넷째, 기초대사량을 올려주는 식품들이다. 교감신경을 자극하여 대사율을 높여주는 식품으로 가장 쉽게 구할 수 있는 것이 커피이다. 물론 프림과 설탕을 듬뿍 넣은 커피가 아니라 원두커피를 말한다. 커피의 카페인 성분이 교감신경을 자극하여 발열량을 높이고 심장박동수를 빠르게 하기에 운동 효과가 있다.

시중에 널리 알려진 홍삼다이어트도 교감신경계를 흥분시켜 대사율을 올리는 원리를 이용한 것이다.

이 밖에도 한방에서 쓰는 약제 중에 마황이라는 한약에 함유된 에페드린을 들 수 있는데, 이는 사람의 체질에 따라 심한 불면감, 심계항진이 나타날 수 있으므로 사용시 전문의와 상의하여야 한다.

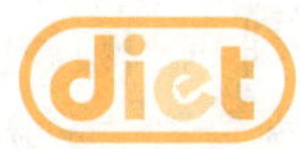

5. 인터넷으로 살빼자!

다이어트의 기본은 섭취에너지보다 소비에너지를 늘리는 것. 열량을 많이 태울수록 체지방이 연소되므로 날씬한 몸매를 만들 수 있다. 굳이 헬스클럽에 다니거나 운동장을 뛰지 않아도 생활하면서 되도록 몸을 많이 움직이는 것이 더욱 중요하다.

우리의 생활 한가운데에 자리잡은 인터넷과 함께 다이어트 하면 좀처럼 혼자서 실천하기 어려운 다이어트도 활력을 얻을 수 있다.

다음에 다이어트에 도움이 되는 웹사이트를 소개한다.

▶▶▶ 위즈다이어트(http://www.wizdiet.com)

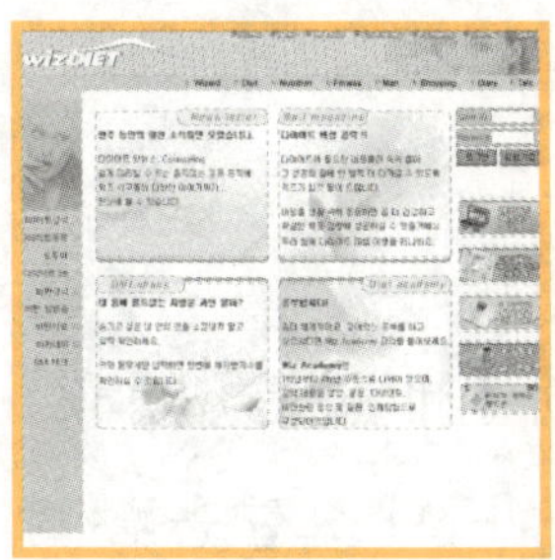

온라인 다이어트 아카데미가 특징인 위즈다이어트.

이 아카데미의 교육을 통해 다이어트에 도움이 될 수 있는 지식과 정보를 얻어보자. 살이 찌고 빠지게 되는 과정들은 어떻게 이루어져 있는지 퀴즈형식으로 문제를 풀어가면서 다이어트 지식을 좀더 체계적으로 쌓을 수 있다.

Nutrition 코너는 영양분석 및 칼로리계산 시스템이 잘 갖추어져 있어, 몇 번의 클

릭만으로 방금 먹은 음식의 칼로리, 영양밸런스를 파악할 수 있다. 또한 섭취한 만큼
의 칼로리를 소비하기 위해 필요한 추천 운동이 계산되어 나온다. 나오미 캠벨, 신디
크로포드가 날씬함을 유지하는 비결이 알고 싶다면 위즈다이어트를 방문해 보자.

>>> 굿다이어트(http://www.gooddiet.com)

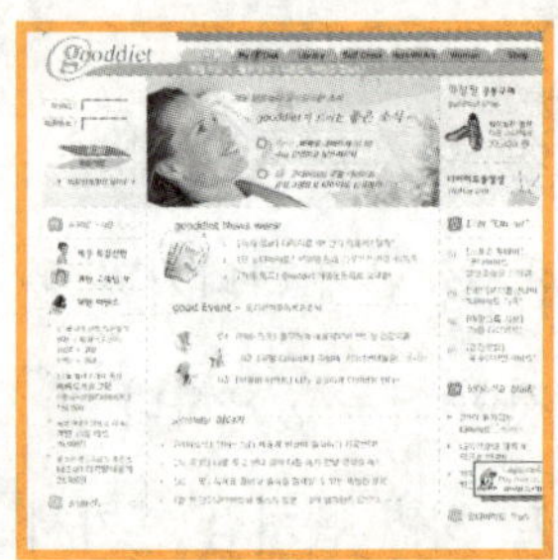

　　최신 다이어트 뉴스, 전문가 상담, 백과사전식 정보, 건
강식품, 운동기구 등 살 빼는 데 필요한 정보가 필요하다
면 우선 굿다이어트 사이트에서부터 시작하면 된다고 말
할 수 있을 정도로 방대한 자료를 가지고 있다. 라이브러
리 코너에는 검색 기능이 갖추어져 있어 검색사이트와 같
이 궁금한 단어를 입력하기만 하면 원하는 정보를 쏙쏙 가르쳐 준다. Self Check에
서는 나의 비만도 체크, 비만습관, 운동, 칼로리 체크 등의 서비스를 제공한다. 마이
굿다이어트 코너를 통해 다이어트 일기 및 스케줄 관리, 마이 다이어트 플랜, 체중
체크 등의 맞춤 서비스도 이용할 수 있다. 다이어트 제품이 필요하다면 쇼핑하기 좋
게 물품별로 잘 정리되어 있는 굿다이어트숍을 방문하는 것도 좋을 듯하다.

>>> 웹다이어트(http://www.webdiet.co.kr)

　웹다이어트에서는 회원등록시 기입한 설문을 바탕으로 하여 비만도를 판정하여
다이어트에 앞서 자신의 상태를 정확히 파악할 수 있도록 도와준다. 또한 운동처방
사와 영양사가 처방하는 개인용 다이어트 프로그램으로 개인 맞춤 다이어트법을 제

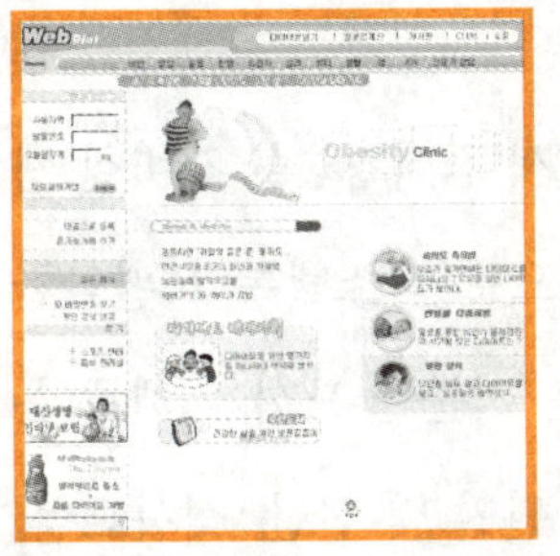

안한다.

　다이어트 일기를 통해 처방받은 내용의 실천 여부를 매일 일기로 확인하고, 하루 운동과 식사량에 대한 평가를 꼼꼼히 체크하다보면 규칙적인 생활습관이 몸에 배게 될 것이다. 운동과 식사에 따른 칼로리 변화 및 체중 변화를 그래프로 제시해 주므로 눈에 보이는 다이어트 길잡이 역할을 해준다. 칼로리 정보 페이지에서는 김치, 계란, 두부, 라면 등 흔히 먹는 식재료의 칼로리를 눈대중으로 어림잡을 수 있도록 사진으로 보여주고 있다.

▶▶▶▶ 엔젤다이어트(http://www.angeldiet.co.kr)

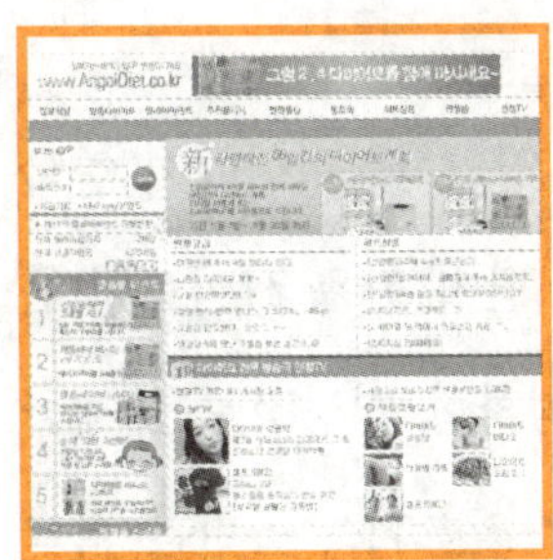

　엔젤다이어트에서는 네 명의 천사가 등장해 다이어트를 도와준다. '다정천사'는 유행하는 다이어트법과 다이어트 상식을, '콩콩천사'는 효과적인 운동법과 운동할 때 주의점을 알려준다. '냠냠천사'는 식이조절법과 다이어트 요리법 및 식단작성을, '클리닉천사'는 복부, 청소년, 산후, 소아비만의 전문 치료법을 알려준다. 다이어트 동기부여가 필요한 사람은 엔젤다이어트에서 하고 있는 릴레이 이벤트에 참가해 보자. 릴레이 이벤트는 온라인상에서 진행되는 다이어트로 매일 매일 퀴즈와 숙제, 결심을 수행하고 그에 대한 만족도를 사이트에서 체크하여 점수를 획득하는 방식으로 다이어트 일기가 주는 메리트를 가지고 있다.

▶▶▶ C다이어트(http://www.cdiet.com)

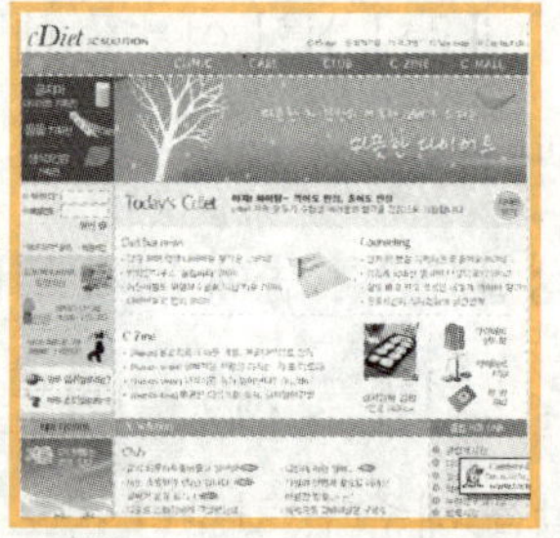

크레지오의 다이어트 사이트로서 검색기능을 겸비한 웹진을 함께 갖추고 있다. 전체적으로 파스텔톤의 편안한 디자인이 온라인 카페에 와 있는 기분을 느끼게 해준다. 클리닉 코너를 통해서는 비만의 원인 및 진단, 식사요법, 운동요법, 행동수정요법에 대한 설명을 제공하고 있다. 다이어트중에 스트레스 해소를 위해 수다를 떨고 싶은데 마땅히 연락이 닿는 친구가 없을 때는 C다이어트의 클럽방에 들어가 다이어트 동지를 찾거나, 카페에서 차 한 잔 코너를 이용하면 좋을 것이다.

▶▶▶ 이지다이어트(http://www.ezydiet.co.kr)

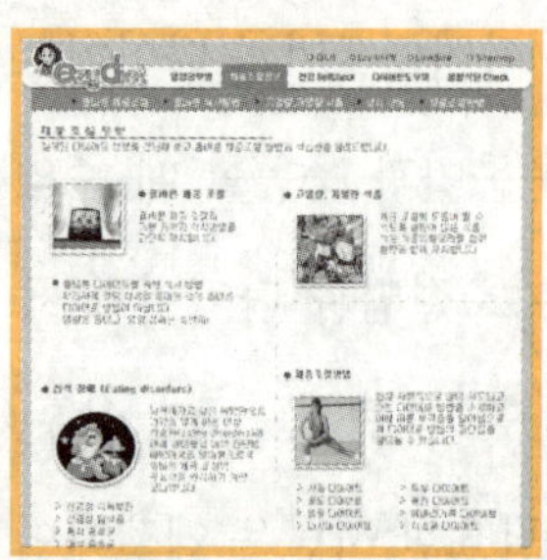

서울여대 영양학전공 지역사회 영양학실험실에서 한국과학기술평가원의 연구비 지원을 받아 만든 사이트이다. 여대생을 대상으로 체계적이고 정확한 영양정보를 제공하여 영양에 관한 잘못된 상식을 수정하고, 올바른 식습관을 형성하는데 도움을 주려는 취지로 만들어졌다. 영양공부방, 체중조절 정보, 건강 Self Check, 다이어트도우미, 꼼꼼식단 체크로 구성되어 있다.

체중조절 정보는 신경성 탐식증, 폭식증후군, 야식증후군과 같은 섭식장애에 대해 설명하고 있다.

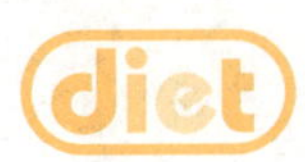

6. 실속 있는 생활 속 살빼기

균형 잡힌 몸매를 위해 하루 1시간 이상씩 매일 운동한다는 것은 쉽지 않은 일이다. 한참 다이어트에 열중해 있을 때는 하루 2시간 이상도 가능했던 운동이 어느 새 일 주일에 세 번 하기도 힘들어지고, 그나마 주말이라도 하는 심정이 되어 가다 보면 다이어트로 날씬해졌던 몸도 어느 새 펑퍼짐해져 있다.

운동할 시간을 따로 내기 어려우면 하루 10분 정도의 간단한 운동을 꾸준히 실천하는 방법을 택하도록 한다.

▶▶▶ 바른 자세가 날씬한 몸매를

바른 자세를 유지하는 것은 살 빼는 데 있어서, 예쁜 몸매를 만드는 데 있어서 매우 중요하다. 어깨나 골반이 비뚤어져 있으면 기울어진 부분 때문에 생겨나는 불균형을 보상하기 위해 군살이 붙게 되기 때문이다.

그러므로 앉아 있을 때나, 서 있을 때나, 걸을 때 심지어 숨쉬기 운동을 할 때도 항상 바른 자세를 유지하도록 한다.

다이어트에 가장 효과적인 유산소 운동은 걷기 운동이다. 걷기 운동을 할 때의 바른 자세를 그림으로 살펴본다.

걷기 운동에서 바른 자세만큼 중요한 것이 발이 편한 운동화를 신는 것이다. 충격 흡수력이 우수한 운동화를 신어 발목 및 무릎관절을 보호한다.

▶▶▶ 다이어트 보행법

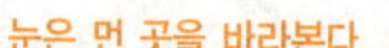

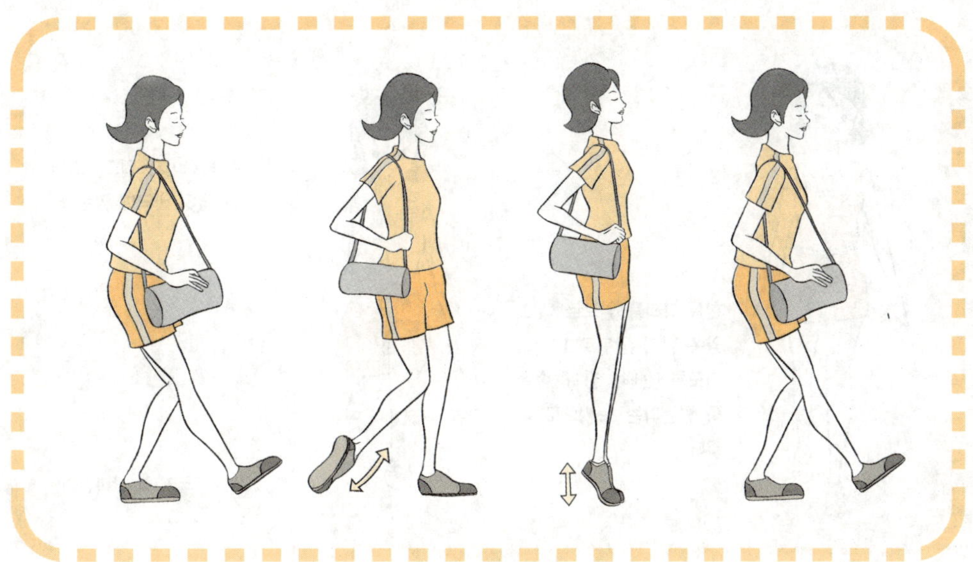

▶▶▶ 서서 할 수 있는 간단한 운동

1) 바닥에서 일어서기

앉았다, 일어났다 하는 움직임을 반복함으로써 하지근육을 단련시키고, 무릎 주위에 고인 노폐물의 배출을 돕는다.

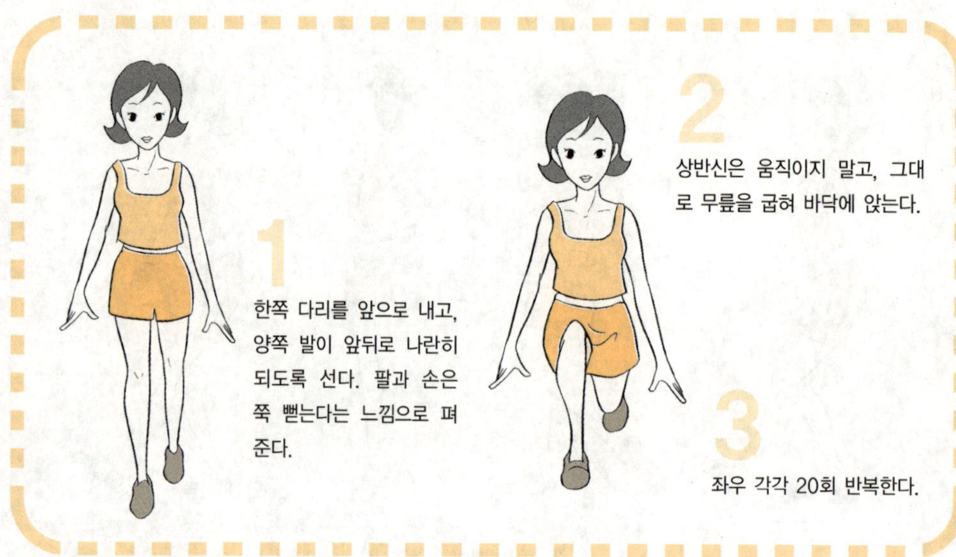

2) 힙업 운동

벽을 이용한 간단한 힙업 운동을 소개한다.

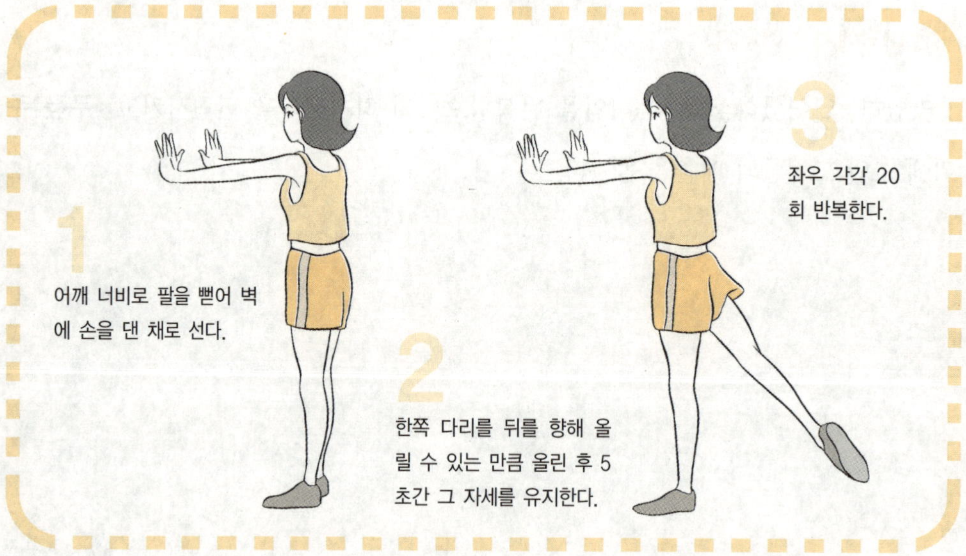

1) 의자에서 앉았다 일어나기

의자의 높이를 이용한 간단한 스쿼트라고도 할 수 있다. 허벅지, 엉덩이, 등 근육이 단련된다.

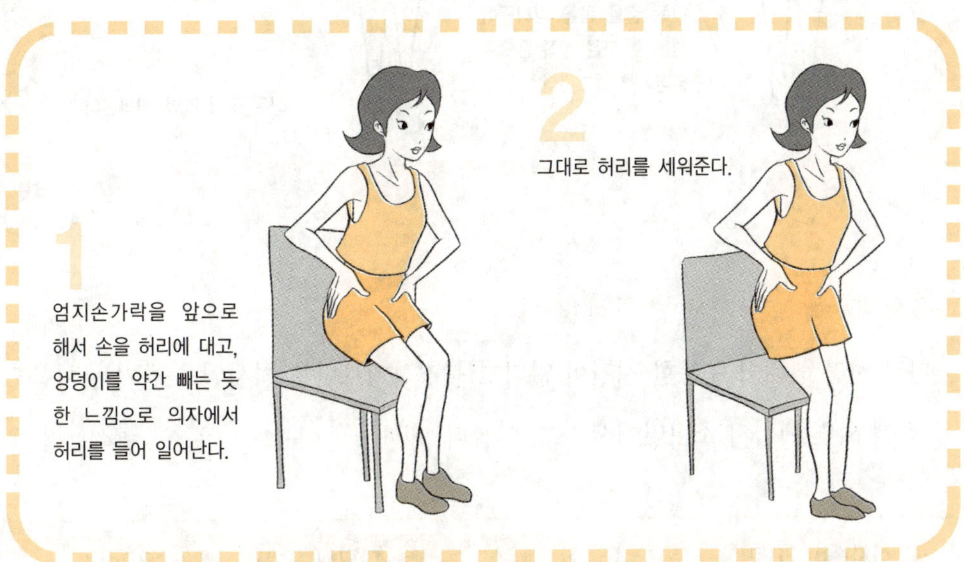

2) 앉아서 팔뚝 운동하기

팔뚝을 가늘게 하면서 어깨근육의 피로를 풀어주는 효과가 있다.

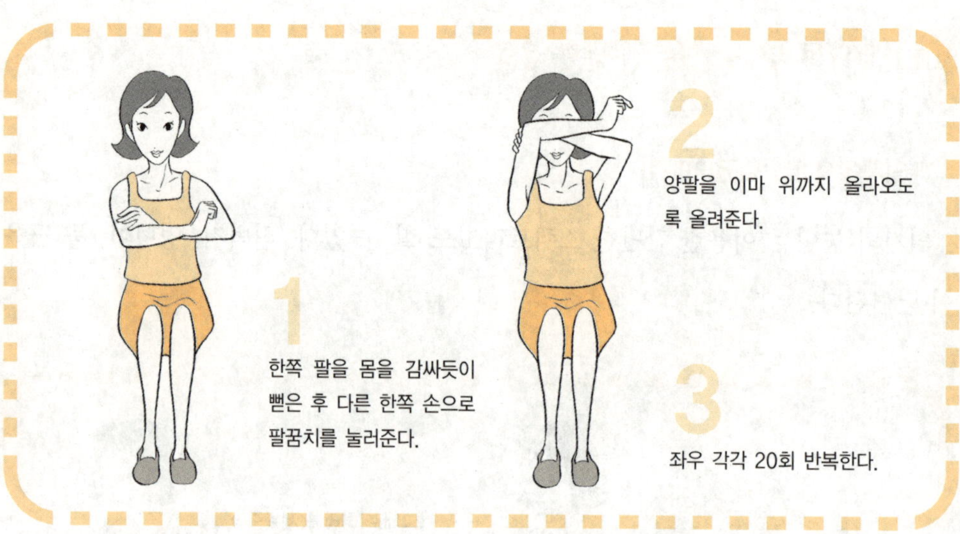

>>> 가사활동을 통한 칼로리 소비

따로 시간을 내어 운동할 시간이 없다고 불평하기보다는 가사일을 즐기는 마음으로 하게 되면 에너지 소비면에서 보다 이롭다.

식사준비 20분	46cal		다림질 10분	20cal
설거지 10분	23cal		바닥닦기 10분	35cal
쇼핑 10분	30cal		청소 20분	60cal
빨래 20분	38cal		샤워 10분	28cal

동의보감에 나타난 비만에 좋은 한방차

다시마차	부종을 내려주고, 노폐물을 제거하며 피부를 맑게 한다.
적소두(팥죽)	부종을 내려준다.
상지차	식욕을 억제시켜주고, 섭취한 음식물의 흡수를 막아준다.
감잎차	피로를 풀어주고 지방분해를 촉진한다.
녹 차	신경을 많이 쓰고 몸에 열이 많은 사람, 스트레스를 많이 받는 사람에게 알맞다. 콜레스테롤 수치를 낮춰주고, 피를 맑게 한다.

그 밖에 다이어트에 좋은 차

당귀차	혈액순환을 잘 시켜 몸을 따뜻하게 만들어 주는 효능이 있다.
두 충	혈액을 맑게 하면서 혈액순환을 촉진시켜 혈관의 노폐물, 중성지방, 콜레스테롤을 감소시키는 효능이 있어 다이어트 효과가 있다.
율무차	식욕을 억제해주고, 부종을 없애준다.
진피차(귤껍질)	기운을 순환시키는 효능이 있어 순환이 잘 안 되는 기체형 스트레스성 비만에 좋다.

다이어트중에는 조금만 짜게 먹어도 금방 부종이 오기 쉽다. 체중이 더 이상 빠지지는 않고 뭔가 씹어서 먹고 싶은데 그러다 체중이 갑자기 늘어날까봐 겁난다는 사람들에게 오이, 당근, 샐러리, 토마토, 양배추, 파프리카 같은 야채가 좋다. 과일은 당분이 많아 체지방으로 쌓이기 쉬우나 야채는 당분도 적으면서 다이어트시 부족되기 쉬운 비타민과 무기질을 공급해 줄 수 있다. 그런데 애써서 식사량을 늘리지 않고 야채만 먹었는데도 체중이 늘었다고 하소연하는 환자를 가끔씩 보게 된다. 이 때 체중을 증가시킨 주범은 염분이다. 야채를 장에 찍어 먹다 보면 자신도 모르게 염분 섭취가 늘어가기 때문이다.

"맹숭맹숭 야채만 먹자니 지겹고 고추장, 막장에 찍어 먹자니 몸무게는 늘어나고 어쩌면 좋아요?" 하고 걱정하는 사람들을 위해 천연재료로 직접 만들어 먹는 저염 다이어트 드레싱을 소개한다.

소스를 만드는 원리는 거의 비슷하므로 자신의 취향에 맞게 넣는 재료를 가감하면서 만든다. 단, 설탕 및 소금을 너무 많이 넣지 않도록 주의하자.

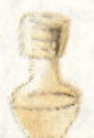 **요구르트 드레싱**

● 재 료 : 플레인 요구르트 1컵, 레몬즙 2 큰술, 다진 파슬리 1 큰술, 소금, 후춧가루 약간

● 만들기 : ① 그릇에 플레인 요구르트를 푼 뒤에 레몬즙을 짜넣고 섞는다.

② 준비한 파슬리 가루와 소금, 후춧가루를 넣고 섞는다.

③ 먹기 전까지 차게 보관한다.

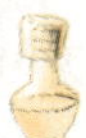 ## 프렌치드레싱

● 재 료 : 올리브오일 7 큰술, 식초 3 큰술, 레몬즙 2 큰술, 다진 마늘과 꿀 각각 1 작은

술, 파슬리 가루 1 큰술, 소금, 후춧가루 약간

● 만들기 : ① 그릇에 다진 마늘과 꿀, 소금, 후춧가루를 넣고 잘 섞는다.

② ①에 식초를 조금씩 넣어가며 고루 저어준다.

③ 올리브오일을 조금씩 부어가면서 재료가 충분히 섞이도록 살살 저어준다.

④ 마지막으로 레몬즙과 파슬리 가루를 넣어 섞어준다.

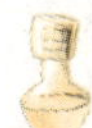 ## 겨자맛 프렌치드레싱

● 재 료 : 미강유 6 큰술, 식초 3 큰술, 겨자 갠 것 1 작은술, 꿀 1/2 작은술, 소금, 후춧가루

약간

● 만들기 : 미강유와 식초를 믹서에 돌린 다음 나머지 재료를 넣어서 한 번 더 돌려 준다.

소금, 후춧가루로 간을 한다

겨자의 양은 입맛에 따라 조절한다.

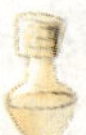 키위 사과 양파 소스

● 재　료 : 키위 좀 많이, 사과 두 개, 양파 한 개, 꿀, 소금 약간, 식초는 좀 많이

● 만들기 : 키위, 사과, 양파, 꿀, 식초를 믹서에 넣고 섞는다.

　　　　　소금으로 간을 한다.

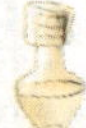 오렌지 드레싱

● 재　료 : 식초 1/3컵, 오렌지 한 개, 올리브 오일 2/3컵

● 만들기 : 오렌지는 껍질을 벗긴 뒤 믹서에 곱게 간다.

　　　　　그릇에 오렌지와 올리브오일을 넣고 잘 섞은 뒤 식초를 넣고 잘 저어준다.

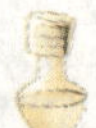 이탈리안 드레싱

● 재　료 : 식초 1/3컵, 올리브오일 2/3컵, 다진 마늘, 설탕 1 작은술, 다진 파슬리 1 큰술,

　　　　　소금과 후춧가루 약간

● 만들기 : ① 그릇에 올리브오일과 다진 마늘, 설탕을 넣고 섞는다.

　　　　　② ①에 소금과 후춧가루를 넣고 다시 한 번 섞는다.

　　　　　③ 파슬리 가루와 레몬즙을 넣는다.

7. 간편하게 사용하는 다이어트 보조기구

　물론 맨몸으로 열심히 걷고 적게 먹어도 살은 빠진다. 그런데 조금만 더 궁리하면 좀더 즐겁게, 효율적으로 살을 뺄 수 있다. 시중에 나와 있는 유용한 다이어트 보조기구를 용도별로 설명한다.

▶▶▶ 정확한 체중재기는 다이어트의 기본

● 50g 단위까지 잴 수 있는 정밀저울

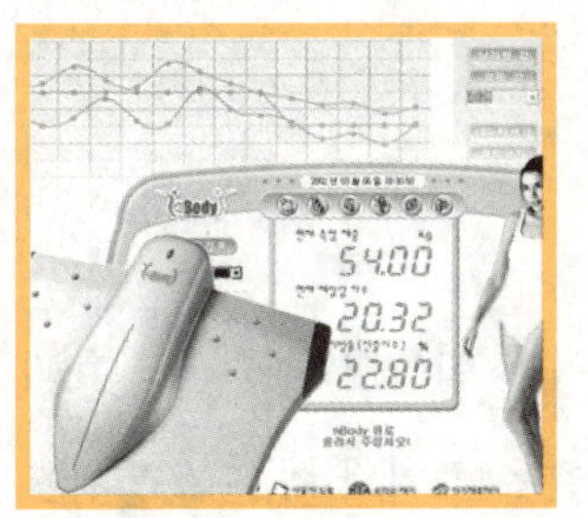

　카스에서 개발된 다이어트 저울로서, PC와 연결해 몸무게와 비만도 등 신체정보를 저장·관리할 수 있는 디지털 체중계.

　50g 단위까지 측정할 수 있어 적은 양의 체중 증감도 정확하게 파악할 수 있다. 체중계와 PC를 USB케이블로 연결하기만 하면 자동으로 데이터가 갱신되어 체중의 변화를 그래프로 한눈에 볼 수 있다.

또한 패키지로 나오는 줄자, 키재기를 이용하여 자료를 입력하면 복부비만도, 체질량지수, 비만도, 예상체지방 양도 자동 계산되어 나온다.

● 디지털 체지방 측정계

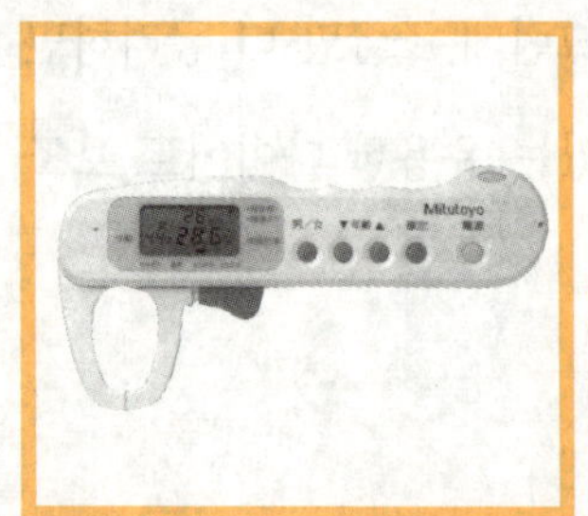

기존의 고가의 캘리퍼에 비해 저렴한 가격으로 누구나 간단히 집에서 피하지방 두께를 잴 수 있도록 고안되어 있다. 밀리미터 단위로 피하지방을 표시해주며, 0~67mm까지 측정할 수 있다.

체지방률을 %로 표시하며 약간 마름, 표준, 약간 비만, 아주 비만 등으로 비만 정도를 나타내주므로 개인 비만관리용으로 좋다.

▶▶▶ 유산소운동을 보다 즐겁게

● 심박측정기

부적절한 운동은 오히려 건강을 해칠 우려가 있으며, 몸만 힘들고 체중감량 효과는 적다. 다이어트를 위해 운동할 때에는 체지방의 연소효율이 가장 높은 운동강도를 알아 두는 것이 여러 모로 효율적이다. 최대 심장박동수는 보통 220에서 나이를 빼서 계산하며, 체지방연소효율이 가장 좋은 운동의 강도는 최대 심장박동수의

65%로 보면 된다. 맥을 짚어 가면서 운동할 수는 없으므로 시계처럼 손목에 간편히 차고 있기만 하면 안전하고도 효율적인 가이드 역할을 해주는 심박계를 활용해 보자. 가격대는 좀 비싸지만 모델에 따라서는 칼로리소모량 및 체지방소모율도 함께 계산되는 편리함도 있다.

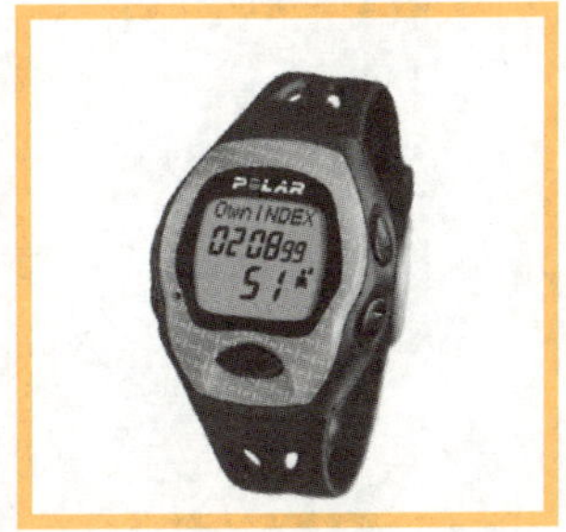

● 만보계

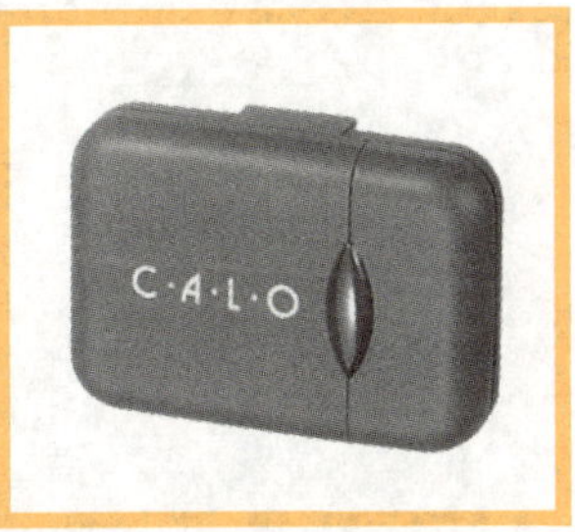

내가 얼마나 걸었는지 기계가 대신 세어주어, 일상생활을 하면서 얼마나 활동했는지를 파악할 수 있어 편리하다. 사진의 만보기는 걸음 수와 칼로리를 동시에 표시해주어 에너지 소모량을 한눈에 알 수 있다.

가림출판사 · 가림M&B · 가림Let's에서 나온 책들

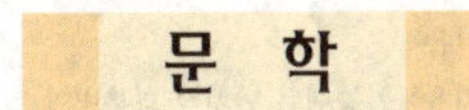

바늘구멍
켄 폴리트 지음 · 홍영의 옮김

미국 추리작가 협회의 최우수 장편상을 받은 초유의 베스트 셀러로 전쟁을 통한 두뇌싸움을 치밀하고 밀도 있게 그려낸 추리소설.
신국판 / 342쪽 / 5,300원

레베카의 열쇠
켄 폴리트 지음 · 손연숙 옮김

최고의 모험, 폭력, 음모 그리고 미국적인 열정 속에 담긴 두 남녀의 사랑이야기를 독자들의 상상을 뒤엎는 확실한 긴장감으로 마지막까지 흥미진진한 켄 폴리트의 장편 추리소설. 신국판 / 492쪽 / 6,800원

암병선
니시무라 쥬코 지음 · 홍영의 옮김

금세기 최대의 난적인 암을 퇴치하기 위해 7대양을 누빌 암병선을 무대로 인간생명의 존엄성을 지키기 위해 불의와 맞서는 시라도리 선장의 꿋꿋한 의지와 애절한 암환자들의 심리가 생생하게 묘사된 근래 보기드문 걸작. 신국판 / 300쪽 / 4,800원

첫키스한 얘기 말해도 될까
김정미 외 7명 지음

이 시대의 젊은 작가 8명이 가슴속 깊이 간직했던 나만의 소중한 이야기를 살짝 털어놓은 상큼한 비밀 이야기. 신국판 / 228쪽 / 4,000원

사미인곡 上 · 中 · 下
김충호 지음

파란만장한 일생을 보낸 정철의 생애를 통해 난세를 살아가는 우리에게 삶의 지혜와 기쁨을 선사하는 대하 역사 소설.
신국판 / 각 권 5,000원

이내의 끝자리
박수완 스님 지음

앞만 보고 살아가는 우리에게 자신을 되돌아볼 수 있는 여유를 갖게 해주는 승려시인의 가슴을 울리는 주옥 같은 시집.
국판변형 / 132쪽 / 3,000원

너는 왜 나에게 다가서야 했는지
김충호 지음

세상에 대한 사랑의 아픔, 그리움, 영혼에 대한 고뇌를 달래야 했던 시인이 살아 있는 영혼을 지닌 이들에게 전하는 사랑의 메시지.
국판변형 / 124쪽 / 3,000원

세계의 명언
편집부 엮음

위인이나 유명인들의 글, 연설문 혹은 각 나라에서 전해져 오는 속담을 통하여 지난날을 되새겨보는 백과전서로서, 오늘을 반성하는 교과서로서, 그리고 미래를 설계하는 참고서로서 역할을 해줄 것이다.
신국판 / 322쪽 / 5,000원

여자가 알아야 할 101가지 지혜
제인 아서 엮음 · 지창국 옮김

남녀가 함께 살면서 경험으로 터득한 의미심장하면서도 재미있는 조언들을 발췌한 내용으로 독신의 삶을 청산하려는 이들이 알아야 할 유용하고 상상력 풍부한 힌트로 가득찬 감동의 메시지이다.
4 · 6판 / 132쪽 / 5,000원

현명한 사람이 읽는 지혜로운 이야기
이정민 엮음

현대를 살아가는 우리들에게 삶의 가치를 부여해주고 자기 성찰의 기회를 갖게 해준다. 신국판 / 236쪽 / 6,500원

성공적인 표정이 당신을 바꾼다
마츠오 도오루 지음 · 홍영의 옮김

고통스러울 때, 괴로울 때, '그럼에도 불구하고'의 스마일을 통해 자신뿐만 아니라 주위 사람들의 마이너스 사고를 플러스 사고로 바꾸어서 사람의 마음을 움직이며, 그리고 사람의 마음에 남는 최고의 웃는 얼굴을 만드는 비법 총망라! 신국판 / 240쪽 / 7,500원

태양의 법
오오카와 류우호오 지음 · 민병수 옮김

불법 진리 사상의 윤곽과 그 목적 · 사명을 명백히 함으로써 한사람 한사람의 인간이 깨달음을 추구하고 영적으로 깨우치기 위한 명확한 방향을 제시하였다. 신국판 / 246쪽 / 8,500원

영원의 법
오오카와 류우호오 지음 · 민병수 옮김

일찍이 설해졌던 적도 없고 앞으로도 설해지지 않을 구원의 진리를 한 권의 책에 이론적 형태로 응축한 기본 삼법의 완결편.
신국판 / 240쪽 / 8,000원

석가의 본심
오오카와 류우호오 지음 · 민병수 옮김

소승불교와 대승불교를 아우르면서 석가모니의 사고방식을 현대인들에 맞게 쓴 책. 이 책을 통해 석가모니의 사고에 쉽게 접근하지 못하는 현대인들이 친근하게 석가모니에게 다가설 수 있을 것이다.
신국판 / 246쪽 / 10,000원

옛 사람들의 재치와 웃음
강형중 · 김경익 편저

옛 사람들의 재치와 해학을 통해 한문의 묘미를 터득하고 한자를 재미있게 배우며 유머감각까지 높일 수 있는 일석삼조의 효과 만점.
신국판 / 316쪽 / 8,000원

지혜의 쉼터
쇼펜하우어 지음 · 김충호 엮음

쇼펜하우어의 철학체계를 통하여 풍요로운 삶의 지혜를 얻고 기쁨을

얻을 수 있도록 꾸며 놓은 철학이야기.
4 · 6판 양장본 / 160쪽 / 4,300원

헤세가 너에게
헤르만 헤세 지음 · 홍영의 엮음

순수한 애정과 자유를 갈구하는 헤세의 아름다운 세상을 통한 깨끗한 정신세계를 공유할 수 있는 기회를 제공.
4 · 6판 양장본 / 144쪽 / 4,500원

사랑보다 소중한 삶의 의미
크리슈나무르티 지음 · 최윤영 엮음

금세기 최고의 사상가이자 철학자인 크리슈나무르티가 인간의 정신적 사고의 구조와 본질을 규명하여 인간의 삶에 대한 가장 완벽한 해답을 제시. 신국판 / 180쪽 / 4,000원

장자-어찌하여 알 속에 털이 있다 하는가
홍영의 엮음

동양 사상의 저변에 흐르고 있는 자연에의 경외감을 유감없이 표현한 장자를 통하여 인간 본연의 자세로 돌아가 나를 돌아보는 계기를 만들어 주는 책. 4 · 6판 / 180쪽 / 4,000원

논어-배우고 때로 익히면 즐겁지 아니한가
신도희 엮음

인간에게 필요불가결한 윤리와 도덕생활의 교훈들을 평이한 문체로 광범위하게 집약한 논어의 모든 것!! 4 · 6판 / 180쪽 / 4,000원

맹자-가까이 있는데 어찌 먼 데서 구하려 하는가
홍영의 엮음

반성과 자책을 통해 잃어버린 양심을 수습하고 선으로 복귀할 것을 천명하는 맹자 사상의 집대성!! 4 · 6판 / 180쪽 / 4,000원

건 강

식초건강요법
건강식품연구회 엮음 · 신재용(해성한의원 원장) 감수

가장 쉽게 구할 수 있고 경제적인 식품이면서 상상할 수 없을 정도로 뛰어난 약효를 지닌 식초의 모든 것을 담은 건강지침서!
신국판 / 226쪽 / 6,000원

아름다운 피부미용법
이순희(한독피부미용학원 원장) 지음

피부조직에 대한 기초 이론과 우리 몸의 생리를 알려줌으로써 아름다운 피부, 젊은 피부를 오래 유지할 수 있는 비결 제시!
신국판 / 296쪽 / 6,000원

버섯건강요법
김병각 외 6명 지음

종양 억제율 100%에 가까운 96.7%를 나타내는 기적의 약용버섯 등 신비의 버섯을 통하여 암을 치료하고 비만, 당뇨, 고혈압, 동맥경화 등 각종 성인병 예방을 위한 생활 건강 지침서!

신국판 / 290쪽 / 8,000원

성인병과 암을 정복하는 유기게르마늄
이상현 편저 · 캬오 샤오이 감수

최근 들어 각광을 받고 있는 새로운 치료제인 유기게르마늄을 통한 성인병, 각종 암의 치료에 대해 상세히 소개.
신국판 / 312쪽 / 9,000원

난치성 피부병
생약효소연구원 지음

현대의학으로도 치유불가능했던 난치성 피부병인 건선 · 아토피(태열)의 완치요법이 수록된 건강 지침서.
신국판 / 232쪽 / 7,500원

新 방약합편
정도명 편역

약물의 성질과 효능을 쉽게 꾸며 놓아 자신의 병을 알고 증세에 맞춰 스스로 처방을 할 수 있는 가정 한방 주치의 역할을 해준다. 증상과 처방에 따라 가정에서 조제할 수 있는 보약 506가지 수록.
신국판 / 420쪽 / 15,000원

자연치료의학
오홍근(신경정신과 의학박사 · 자연의학박사) 지음

대한민국 최초의 자연의학박사가 밝힌 신비의 자연치료의학으로 자연산물을 이용하여 부작용 없이 치료하는 건강 생활 비법 공개!!
신국판 / 480쪽 / 15,000원

약초의 활용과 가정한방
이인성 지음

현대과학이 밝혀낸 약초의 신비와 활용방법을 수록하여 가정에서도 주변의 흔한 식물과 약초를 활용하여 각종 질병을 간편하게 예방 · 치료할 수 있는 비법제시. 신국판 / 384쪽 / 8,500원

역전의학
이시하라 유미 지음 · 유태종 감수

일반상식으로 알고 있는 건강상식에 대해 전혀 새로운 관점에서 비판하고 아울러 새로운 방법들을 제시한 건강 혁명 서적!!
신국판 / 290쪽 / 8,500원

이순희식 순수피부미용법
이순희(한독피부미용학원 원장) 지음

자신의 피부에 맞는 관리법으로 스스로 피부관리를 할 수 있는 방법을 제시하고 책 속 부록으로 천연팩 재료 사전과 피부 타입별 팩 고르기. 신국판 / 304쪽 / 7,000원

21세기 당뇨병 예방과 치료법
이현철(연세대 의대 내과 교수) 지음

세계 최초 유전자 치료법을 개발한 저자가 당뇨병과 대항하여 가장 확실하게 이길 수 있는 당뇨병에 대한 올바른 이론과 발병시 대처방법을 알기 쉽게 상세히 수록! 신국판 / 360쪽 / 9,500원

신재용의 민의학 동의보감
신재용(해성한의원 원장) 지음

주변의 흔한 먹거리를 이용하여 신비의 명약이나 보약으로 활용할 수 있는 건강 지침서로서 저자가 TV나 라디오에서 다 밝히지 못한 한방 및 민간요법까지 상세히 수록!! 신국판 / 480쪽 / 10,000원

치매 알면 치매 이긴다
배오성(백상한방병원 병원장) 지음

자연의 생기를 빨아들이면서 마음을 다스리는 B.O.S.요법으로 뇌
세포의 기능을 활성화시키고 엔돌핀의 분비효과를 극대화시켜 증
상에 맞는 한약 처방을 병행하여 치매를 치유하는 획기적인 치유법
제시.　신국판 / 312쪽 / 10,000원

21세기 건강혁명 밥상 위의 보약 생식
최경순 지음

항암식품으로, 아름다운 몸매를 유지하면서 할 수 있는 다이어트식
으로, 젊고 탄력적인 피부를 유지할 수 있게 해주는 자연식으로의
생식을 소개하여 현대인들의 건강 길라잡이가 되도록 하였다.
신국판 / 348쪽 / 9,800원

기치유와 기공수련
윤한홍(기치유 연구회 회장) 지음

기 수련을 통해 길러지는 기치유는 누구나 노력만 하면 개발할 수
있고 활용할 수 있는 능력임을 강조하는 저자가 기 수련 방법과 기
치유 개발 방법을 자세하게 소개하고 있다.
신국판 / 340쪽 / 12,000원

만병의 근원 스트레스 원인과 퇴치
김지혁(김지혁한의원 원장) 지음

현대를 살아가는 사람들에게 스트레스는 피할 수 없는 존재. 만병
의 근원인 스트레스를 속속들이 파헤치고 예방법까지 속시원하게
제시!!　신국판 / 324쪽 / 9,500원

김종성 박사의 뇌졸중 119
김종성 지음

우리나라 사망원인 1위. 뇌졸중 분야의 최고 권위자인 저자가 일
상생활에서의 건강관리부터 환자간호에 이르기까지 뇌졸중의 예
방, 치료법 등 모든 것 수록.　신국판 / 360쪽 / 12,000원

탈모 예방과 모발 클리닉
장정훈 · 전재홍 지음

미용적인 측면과 우리가 일상적으로 고민하고 궁금해 하는 털에 관
한 내용들을 피부과 전문의인 저자들의 치료 경험을 토대로 다양하
고 재미있게 예들을 들어가면서 흥미롭게 구성.
신국판 / 252쪽 / 8,000원

구태규의 100% 성공 다이어트
구태규 지음

하이틴 영화배우의 다이어트 체험서.
저자만의 다이어트법을 제시하면서 바람직한 다이어트에 대해서도
알려준다. 건강하게 날씬해지고 싶은 사람들을 위한 필독서!
4 · 6배판 변형 / 240쪽 / 9,900원

암 예방과 치료법
이춘기 지음

현재 미국 암센터에서 활동하고 있는 저자가 암환자와 가족들을 위
해서 암의 치료방법에서부터 합병증의 예방 및 암이 생기기 전에
알 수 있는 방법에 이르기까지 상세하게 해설해 놓은 책.
신국판 / 296쪽 / 11,000원

알기 쉬운 위장병 예방과 치료법
민영일 지음

소화기관인 위와 관련 기관들의 여러 질환을 발병 원인, 증상, 치료

법을 중심으로 알기 쉽게 해설해 놓은 건강서.
속이 쓰리거나 음식을 삼킬 때 가슴이 막히는 증상 때문에 걱정이
되는 독자들은 이 책으로 근심을 한 방에 날려버릴 수 있다.
신국판 / 328쪽 / 9,900원

이온 체내혁명
노보루 야마노이 지음 · 김병관 옮김

음이온의 생성, 음이온이 많은 환경, 음이온이 건강에 미치는 영향
등을 구체적인 실험사례를 들어가면서 설명한 신개념의 건강서. 새
로운 건강관리 이론으로 주목을 받고 있는 음이온을 통해 건강을
돌볼 수 있는 방법 제시.　신국판 / 268쪽 / 9,500원

어혈과 사혈요법
정지천 지음

침과 부항요법 등을 사용하여 피를 맑게 함으로써 모든 질병을 다
스릴 수 방법을 알려 준다. 특히 우리 주변에서 흔하게 접할 수 있
는 각 질병의 상황별 처치를 혈자리 그림과 함께 상세하고 쉽게 해
설.　신국판 / 308쪽 / 12,000원

약손 경락마사지로 건강미인 만들기
고정환 지음

동양의학의 핵심 경락과 민족 고유의 정신 약손을 결합시켜 새로운
마사지 형태로 탄생시킨 약손 성형경락 마사지로 수술하지 않고도
자신이 원하는 부위를 고치는 방법을 제시하는 건강 미용서.
4×6배판 변형 / 284쪽 / 15,000원

정유정의 LOVE DIET
정유정 지음

뚱뚱한 자신의 현실을 있는 그대로 받아들이고 당당하게 나에게 맞
는 맞춤 다이어트 방법 제시. 널리 알려진 온갖 다이어트 방법으로
살을 빼려고 노력했던 저자의 고통스러웠던 다이어트 체험담이 실
려 있어 지금 살 때문에 고민하는 사람들이 가슴에 와 닿는 나만의
다이어트 계획을 나름대로 세울 수 있을 것이다.
4×6배판 변형 / 196쪽 / 11,000원

예뻐지는 한방다이어트(가제)
신상만 지음

살을 빼려는 방법에는 여러 가지가 있다. 이 책은 그 중에서 한의학
의 입장에서 살을 빼는 방법을 알려 주고 있다. 특히 부분비만으로
고민하고 있는 사람들을 위해 부분비만 다이어트 방법을 상세히 설
명하고 있다. 한약을 먹거나 침을 맞아 살을 빼는 방법, 아로마요법
을 이용한 다이어트법, 운동을 이용한 부분비만 해소법 등이 실려
있으므로 나에게 맞는 방법을 선택해 날씬하고 예쁜 몸매를 만들
수 있을 것이다.　4×6배판 변형

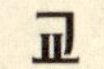

교　육

우리 교육의 창조적 백색혁명
원상기 지음

자라나는 새싹들이 기본적인 지식과 사고를 종합적 · 창조적으로
발전시켜 창조적인 사고능력을 배양할 수 있도록 한 교육지침서.
신국판 / 206쪽 / 6,000원

육아아이디어 263
생활컨설턴트그룹 엮음 · 한양심 옮김

세상에서 가장 예쁘고 소중한 우리 아기에게 언제나 여유로우면서
도 무슨 일이든 척척 처리하는 현명한 신세대 엄마가 되기 위한 최
신 육아 정보 수록! 신국판 / 318쪽 / 6,000원

현대생활과 체육
조창남 외 5명 공저

현 체육대학 체육과 교수들이 저술한 생활체육의 모든 것으로 건강
의 개념 및 체력의 개요를 비롯한 각종 현대병의 원인과 예방 및 운
동요법에 대한 이론과 요즘 각광받는 골프 · 스키 · 볼링 등의 레저
스포츠 분야로 나눠 체육학을 전공하는 학생들 및 일반인들이 관심
있는 부분까지 총망라!! 신국판 / 340쪽 / 10,000원

퍼펙트 MBA
IAE유학네트 지음

기존의 관련 도서들과는 달리 Top MBA로 가는 길을 상세하고 완
벽하게 수록하였으며, 또 톱 비즈니스 스쿨 지원자들에게 있어 가
장 큰 애로사항 가운데 하나인 에세이를 쉽게 작성할 수 있는 작성
법과, 톱 비즈니스 스쿨에 합격한 학생들의 원문도 수록하여 톱
MBA를 꿈꾸는 지원자들에게 가장 완벽하고 충실한 최신의 정보를
제공해 줄 것이다. 신국판 / 400쪽 / 12,000원

유학길라잡이 Ⅰ -미국편
IAE유학네트 지음

미국으로의 유학 · 연수준비생을 위한 알짜배기 최신정보서!! 미국
의 교육제도 및 유학을 가기 위해서 준비해야 할 절차, 미국 현지
생활 정보, 최신 비자정보 등을 한눈에 볼 수 있는 유학길라잡이.
4 · 6배판 / 372쪽 / 13,900원

유학길라잡이 Ⅱ - 4개국편
IAE유학네트 지음

영어권 국가로의 유학 · 연수준비생을 위한 최신정보 수록!! 영
국 · 캐나다 · 호주 · 뉴질랜드의 현지 정보 · 교육제도 및 각 국가별
학교의 특화된 교육내용 완전 수록!! 4 · 6배판 / 348쪽 / 13,900원

조기유학길라잡이.com
IAE유학네트 지음

영어권으로 나이 어린 자녀를 유학보내기 위해 준비중인 학부모 및
준비생들이 반드시 읽어야 할 필독서!! 영어권 나라의 교육제도 및
학교별 데이터를 완벽하게 수록하여 유학정보서의 질을 한 단계 상
승시킨 결정판!! 4 · 6배판 / 428쪽 / 15,000원

현대인의 건강생활
박상호 외 5명 공저

현대인들의 건강한 삶을 위한 사회체육의 중요성을 강조. 건강과
체력 증진을 위한 기본상식, 노인과 건강 등 이론과 스쿼시 · 스
키 · 윈드 서핑 등 레저스포츠 등의 실기편으로 이루어진 알찬 내용
수록. 4 · 6배판 / 268쪽 / 15,000원

천재아이로 키우는 두뇌훈련
나카마츠 요시로 지음 · 민병수 옮김

화이트 브레인을 발달시켜야 머리가 좋은 아이가 된다. 머리가 좋
은 아이로 키우기 위한 환경 만들기, 식사, 운동 등 연령별 두뇌 훈
련법 소개. 국판 / 288쪽 / 9,500원

김진국과 같이 배우는 와인의 세계
김진국 지음

포도주 역사에서 분류, 원료 포도의 종류와 재배, 양조 · 숙성 · 저
장, 시음법, 어울리는 요리에 이르기까지 일반인의 관심사와 함께
와인의 유통과 소비, 와인 시장의 현황과 전망 등 산업적 부분까지
다루었다.
특히 와인소매점과 레스토랑 종사자들을 겨냥, 와인 판매 요령, 와
인의 보관과 재고의 회전뿐만 아니라 고객에게 와인을 권하고 추천
할 수 있는 능력, '와인 양조 비밀의 모든 것'을 동영상으로 제작한
CD까지, 와인의 모든 것이 담긴 종합학습서.
국배판 변형양장본(올 컬러판) / 208쪽 / 30,000원

CEO가 될 수 있는 성공법칙 101가지
김승룡 편역

미래의 CEO를 위한 획기적인 경영실용서로서 또 한 번의 경제위기
를 겪고 있는 우리의 현실을 극복하고 일어설 수 있는 리더로서의
역할과 책임에 대한 명확한 해답을 제시해줄 것이다.
신국판 / 320쪽 / 9,500원

정보소프트
김승룡 지음

홍수처럼 쏟아지는 정보를 수집 · 분석하여 효과적으로 활용하는
방법을 총망라한 정보 전략 완벽 가이드!! 신국판 / 324쪽 / 6,000원

기획대사전
다카하시 겐코 지음 · 홍영의 옮김

무한경쟁시대 창업 전문가의 시대에서 성공할 수 있는 것은 완벽한
기획에서만 가능하다. 저자가 신사업 기획안과 지역 활성화의 프로
젝트맨으로 수십 년간 활약하면서 얻은 경험과 체험을 토대로 엮은
완전 실용판 기획지침서로서 히트상품의 개발, 창업의 성공, 업무
의 효율화, 성공적인 마케팅전략, 인재조직의 활용, 비용절감 등 기
획에 관련된 모든 사항을 실례와 도표를 통하여 초보자에서 프로기
획맨에 이르기까지 효율적으로 활용할 수 있도록 체계적으로 총망
라하였다. 신국판 / 556쪽 / 19,500원

맨손창업 · 맞춤창업 BEST 74
양혜숙 지음

창업대행 현장 전문가가 추천하는 유망업종을 7가지 주제별로 나
누어 수록한 맞춤창업서로 창업예비자들에게 창업의 길을 밝혀줄
발로 뛰면서 만든 실무 지침서!! 신국판 / 416쪽 / 12,000원

무자본, 무점포 창업! FAX 한 대면 성공한다
다카시로 고시 지음 · 홍영의 옮김

완벽한 FAX 활용법을 제시하여 가장 적은 자본으로 창업하려는 예
비자들에게 큰 투자를 필요로 하지 않으면서 성공을 이끌어주는 길
라잡이가 되는 실무 지침서. 신국판 / 226쪽 / 7,500원

성공하는 기업의 인간경영
중소기업 노무 연구회 편저 · 홍영의 옮김

무한경쟁시대에서 각 기업들의 다양한 경영 실태 속에서 인사 · 노무 관리 개선에 있어서 기업의 효율을 높이고 발전을 이룰 수 있는 원칙을 제시하고 있다.
아울러 인간경영에 관한 이론적 바탕과 실천적 내용이 잘 조화를 이루어 급변하는 21세기에 살아남을 수 있는 획기적인 이정표를 제시해줄 것이다. 신국판 / 368쪽 / 11,000원

21세기 IT가 세계를 지배한다
김광희 지음

21세기 화두로 떠오른 IT혁명의 경쟁력에 대해서 일반인들도 쉽게 이해할 수 있도록 전문가의 논리적이고 철저한 해설과 더불어 매장 끝까지 실제 사례를 곁들여 이 책을 통해 21세기 최정상에 오르는 방편을 터득하게 해줄 것이다. 신국판 / 380쪽 / 12,000원

경제기사로 부자아빠 만들기
김기태 · 신현태 · 박근수 공저

경제기사를 꼼꼼히 챙겨보는 사람만이 현대생활에서 부자가 될 수 있다. 언론인의 현장감각과 학자의 전문성을 접목시킨 것이 이 책의 특성! 누구나 이 책을 읽고 경제원리를 체득, 경제예측을 할 수 있게 준비된 생활경제서적. 신국판 / 388쪽 / 12,000원

포스트 PC의 주역 정보가전과 무선인터넷
김광희 지음

이제 포스트 PC시대를 준비하자.
이 책은 포스트 PC의 주역으로 급부상하고 있는 정보가전과 무선인터넷 그리고 이를 구현하기 위한 관련 테크놀러지를 체계적으로 소개한 21세기의 현자(賢者)가 되기 위한 지침서이다.
신국판 / 356쪽 / 12,000원

성공하는 사람들의 마케팅 바이블
채수명 지음

마케팅의 A에서 Z까지 마케팅 박사가 최근의 이론을 보완하여 내놓은 마케팅 관련 실무서. 마케팅의 정보전략, 핵심요소, 컨설팅실무까지 저자의 노하우와 창의적인 이론이 결합된 마케팅서.
신국판 / 328쪽 / 12,000원

느린 비즈니스로 돌아가라
사카모토 게이이치 지음 · 정성호 옮김

미국식 스피드 경영에 익숙해져 현실의 오류를 간과하고 있는 대기업, 중소기업, 조그맣게 자기 가게를 하고 있는 사람들을 위한 어떻게 팔 것인가보다 무엇을 팔 것인가를 차분히 설명하는 마케팅 컨설턴트의 대안 제시서! 신국판 / 276쪽 / 9,000원

적은 돈으로 큰돈 벌 수 있는 부동산 재테크
이원재 지음

700만 원으로 부동산 재테크에 뛰어들어 100배 불린 저자가 부동산 재테크를 계획하고 있는 사람들이 반드시 알아두어야 할 내용을 경험담을 담아 해설해 놓은 경제서. 신국판 / 340쪽 / 12,000원

바이오혁명
이주영 지음

21세기 국가간 경쟁부문으로 새로이 떠오르고 있는 바이오혁명에 관한 기초지식을 언론사에 몸담고 있는 현직 기자가 아주 쉽게 해설해 놓은 바이오 가이드서. 바이오에 관심은 있지만 쉽게 접근하기 어려워하던 독자들이 바이오에 금방 친숙해질 수 있고, 관련 용어 해설을 수록 신국판 / 328쪽 / 12,000원

두뇌혁명
나카마츠 요시로 지음 · 민병수 옮김

『뇌내혁명』의 저자 하루야마 시게오의 추천작.
'뇌' 연구의 제1인자인 저자가 '뇌'와 '몸'을 자극하여 건강을 증진하고 마음이 풍요로운 인생을 얻을 수 있는 방법을 제시한 두뇌 개발서. 4 · 6판 양장본 / 292쪽 / 12,000원

성공하는 사람들의 자기혁신 경영기술
채수명 지음

21세기, 이 시대의 성공인이 되기 위해서는 건전한 인맥 만들기, 재테크, 시간 창출과 취미활동, 이미지 연출과 스트레스 해소를 위한 건강관리 등 자기 계발을 통한 신지식 자기경영마인드를 갖추어야 한다는 전제 아래 그 방법을 자세하게 알려주는 자기계발 지침서.
신국판 / 344쪽 / 12,000원

재테크 경제학(박근수)   **창업(김종결)**

주 식

개미군단 대박맞이 주식투자
홍성걸(한양증권 투자분석팀 팀장) 지음

초보에서 인터넷을 활용한 주식투자까지 필자의 현장에서의 경험을 바탕으로 한 주식 성공전략의 모든 정보 수록.
신국판 / 310쪽 / 9,500원

알고 하자! 돈되는 주식투자
이길영 외 2명 공저

일본과 미국의 주식시장을 철저한 분석과 데이터화를 통해 한국 주식시장의 투자의 흐름을 파악함으로써 한국 주식시장에서의 확실한 성공전략 제시!! 신국판 / 384쪽 / 12,500원

항상 당하기만 하는 개미들의 매도 · 매수타이밍 999% 적중 노하우
강경무 지음

승부사를 꿈꾸며 와신상담하는 모든 이들에게 희망의 등불이 될 것을 확신하는 Jusicman이 주식시장에서 돈벌고 성공할 수 있는 비결 전격공개!! 신국판 / 336쪽 / 12,000원

부자 만들기 주식성공클리닉
이창희 지음

주식투자에 성공하기 위해서는 자신만의 투자철학을 가지고 적기 투자를 해야만 한다. 저자의 경험담을 섞어서 주식이란 무엇인가를 풀어서 써놓은 주식입문서. 초보자와 자신을 성찰해볼 기회를 가지려는 기존의 투자자를 위해 태어났다. 신국판 / 372쪽 / 11,500원

선물 · 옵션 이론과 실전매매
이창희 지음

철저한 정글의 법칙이 적용되는 선물과 옵션시장에서 일반인들이 실패하는 원인을 분석하고, 반드시 지켜야 할 투자원칙에 따라 유형별로 실전 매매 테크닉을 터득함으로써 투자를 성공적으로 할 수 있게 한 지침서!! 신국판 / 372쪽 / 12,000원

너무나 쉬워 재미있는 주가차트
홍성무 지음

주식시장에서는 차트 분석을 통해 주가를 예측하는 투자자만이 주식투자에서 성공하므로 차트에서 급소를 신속, 정확하게 뽑아내 매매타이밍을 잡는 방법을 알려주는 주식투자 지침서.
4 · 6배판 / 216쪽 / 15,000원

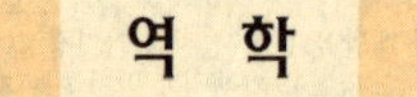

역리종합 만세력
정도명 편저

피흉취길해 나갈 수 있는 생활의 지침서!!
현존하는 만세력 중 최장 기간을 수록하였으며 누구나 이 책을 보고 자신의 사주를 쉽게 찾아보고 맞춰 볼 수 있게 하였다.
신국판 / 532쪽 / 10,500원

작명대전
정보국 지음

좋은 이름 짓는 원리를 체계적으로 공식화한 "쉽게 짓는 작명법"으로 독자들 스스로 작명할 수 있도록 한글 소리 발음에 입각한 작명의 원리를 밝힌 길라잡이다.   신국판 / 460쪽 / 12,000원

하락이수 해설
이천교 편저

점서학인 하락이수를 직역으로 풀어 놓아 원작자의 깊은 뜻을 원형 그대로 전달하고 원문을 공부하려는 사람들에게 도움이 되는 해설서이다.   신국판 / 620쪽 / 27,000원

현대인의 창조적 관상과 수상
백운산 지음

관상에는 사람의 평생 운명이 담겨져 있다. 그 사람의 성격 및 운세, 미래의 성공 여부도 예측할 수 있다. 관상학을 터득하여 적절히 운명에 대처해 나감으로써 어느 분야에서든지 성공적인 삶을 누릴 수 있는 비법을 전해줄 것이다.   신국판 / 344쪽 / 9,000원

대운용신영부적
정재원 지음

운명을 새롭게 변화시켜주는 신비의 영부적!!
수많은 역사와 신비로운 영험을 지닌 1,000여 종의 부적과 저자가 수십 년간 연구 · 개발한 200여 종의 부적들을 집대성한 국내 최대의 영부적이다.   신국판 양장본 / 750쪽 / 39,000원

사주비결활용법
이세진 지음

컴퓨터와 역학의 만남!! 왕초보자도 한글만 알면 신녹현사주 방정식을 실전에 응용할 수 있다. 운명의 숨겨진 비밀을 꿰뚫어 보는 신녹현사주 방정식의 모든 것을 수록하였다.   신국판 / 392쪽 / 12,000원

컴퓨터세대를 위한 新 성명학대전
박용찬 지음

이름 속에 운명을 바꾸는 비결이 있다. 태어난 아기 이름은 물론 개명 · 상호 · 아호 짓는 법까지 사람이 살아가면서 필요한 모든 이름 짓기가 총망라되어 누구나 쉽게 짓는 작명비법을 수록하였다.
신국판 / 388쪽 / 11,000원

길흉화복 꿈풀이 비법
백운산 지음

김일성 사망과 올림픽 유치, 월드컵 공동 개최를 예언하는 등 국내의 큰 예언을 꿈풀이를 통해서 정확히 맞춰온, 30년이 넘는 세월을 역학에 몸담으면서 터득한 꿈과 관련된 해몽들이 상세하게 수록되어 있고 길몽과 흉몽을 구분하여 그림과 함께 보기 쉽게 엮었으며, 특히 요즘 신세대 엄마들에게 관심이 많은 태몽이 여러 가지로 자세하게 풀이되어 있다.   신국판 / 410쪽 / 12,000원

새천년 작명컨설팅
정재원 지음

독학으로 풍수지리학, 사주추명학 및 성명학을 섭렵한 저자의 경험을 되살려, 혼자 배워야 하는 독자들도 정말 이해하기 쉽도록 구성된 신세대 부모를 위한 쉽고 좋은 아기 이름만들기의 결정판. 더불어 개명 · 상호명 · 회사명 · 상품명까지 체계적으로 원리화하여 손쉽게 지을 수 있는 작명비법을 제시한다.   신국판 / 470쪽 / 13,000원

백운산의 신세대 궁합
백운산 지음

인간의 운명을 예언하는 역리학의 대가이며, 매스컴을 통하여 잘 알려진 백운산 선생이 남녀궁합 보는 법뿐만 아니라 인간관계, 출세, 재물, 자손문제, 건강문제, 성격, 길흉관계 등을 미리 규명할 수 있도록 쉽게 풀어놓았다.   신국판 / 304쪽 / 9,500원

동자삼 작명학
남시모 지음

한글 성명만으로 사람의 운세를 예측할 수 있다. 최초의 한글 성명학으로 한글의 독창성 · 우수성 · 과학성을 운명철학 차원에서 검증한, 한국사람에게 알맞은 건물명 · 상호 · 물건명 등의 이름을 자신에게 맞는 한글이름으로 지을 수 있는 작명비법을 제시한다.
신국판 / 496쪽 / 15,000원

구성학의 기초
문길여 지음

좋지 않은 운(運)을 길운(吉運)으로 바꾸어 운명을 새롭게 변화시키는 방위학의 모든 것을 통하여 개인의 일생운 · 결혼운 · 사고운 · 가정운 · 부부운 · 자식운 · 출세운을 성공적으로 이끄는 비법 공개.
신국판 / 412쪽 / 12,000원

여성을 위한 성범죄 법률상식
조명원(변호사) 지음

성희롱에서 성폭력범죄까지 여성이었기 때문에 특히 말 못하고 당해야만 했던 이 땅의 여성들을 위한 성범죄 법률상식서. 사례별 법적 대응·방법 제시.   신국판 / 248쪽 / 8,000원

아파트 난방비 75% 절감방법
고영근 지음

예비역 공군소장이 잘못 부과된 아파트 난방비를 최고 75%까지 줄일 수 있는 방법을 구체적인 법적 근거를 토대로 작성한 아파트 난방비 절감방법 제시. 신국판 / 238쪽 / 8,000원

일반인이 꼭 알아야 할 절세전략 173선
최성호(공인회계사) 지음

세법을 제대로 알면 돈이 보인다.
현직 공인중계사가 알려주는 합법적으로 세금을 덜 내고 돈을 버는 절세전략의 모든 것! 신국판 / 392쪽 / 12,000원

변호사와 함께하는 부동산 경매 닷컴
최환주(변호사) 지음

경매재테크의 성공을 위한 입찰준비에서 낙찰까지의 경매 입찰 테크닉을 경매 전문 변호사가 명쾌하게 해설한 실전 경매 완벽 가이드서. 신국판 / 368쪽 / 11,000원

혼자서 쉽고 빠르게 할 수 있는 소액재판
김재용 · 김종철 공저

소액재판 · 지급명령 · 민사조정제도는 변호사의 도움 없이도 나 혼자서 간단하고 빠르게 해결할 수 있는 법정분쟁해결방법이다. 나홀로 소액재판을 할 수 있도록 소장작성에서 판결까지의 실제 재판과정을 상세하게 수록하여 이 책 한 권이면 모든 것을 완벽하게 해결할 수 있다. 신국판 / 312쪽 / 9,500원

"술 한 잔 사겠다"는 말에서 찾아보는 채권 · 채무
변환철 지음

현대인들의 삶은 채권 · 채무라는 법률영역으로부터 벗어나서 살 수 없기 때문에 채권 · 채무 관련 분쟁이 끊임없이 발생하고 있다. 이러한 사실에 착안하여 전문 변호사가 속시원하게 구수한 문장력으로 해설해주는 일반인들이 꼭 알아야 할 채권 · 채무에 관한 법률사항을 빠짐없이 수록했다. 신국판 / 408쪽 / 13,000원

알기쉬운 부동산 세무 길라잡이
이건우 지음

부동산을 사거나 팔 경우, 상속을 받을 경우, 또는 부동산을 소유하고 있을 경우에 세금을 내야 한다는 사실을 모르는 사람은 없을 것이다. 이 책에서는 부동산에 관련된 모든 세금을 알기 쉽게 단계별로 해설하고 있다. 합리적이고 탈세가 아닌 적법한 절세법 제시.
신국판 / 400쪽 / 13,000원

알기쉬운 어음, 수표 길라잡이
변환철(변호사) 지음

어음, 수표의 발행에서부터 추심과 지급, 사고 어음, 수표의 처리방법, 도난 또는 분실한 경우의 공시최고와 제권판결에 이르기까지 어음, 수표 관련 법률사항을 쉽고도 상세하게 설명, 한 권으로 압축해 놓은 생활법률서. 신국판 / 332쪽 / 11,000원

제조물책임법
강동근 · 윤종성 공저

제품의 설계, 제조, 표시상의 결함으로 소비자가 피해를 입었을 때 제조업자가 배상책임을 져야 하는 제조물책임 시대를 맞아 제조업자가 갖추어야 할 법률적 지식을 조목조목 설명해 놓은 법률서.
신국판 / 368쪽 / 13,000원

생활법률

부동산 생활법률의 기본지식
대한법률연구회 지음 · 김원중 감수

부동산관련 기초지식과 분쟁해결을 위한 노하우, 테크닉을 제시하고 권두 특집으로 주택건설종합계획과 부동산 관련 정부 주요 시책을 소개하였다. 신국판 / 480쪽 / 12,000원

고소장 · 내용증명 생활법률의 기본지식
하태웅 지음

독자들이 고소 · 고발의 법적 의미를 정확히 이해하고 스스로 고소 · 고발장을 작성할 수 있도록 예문과 서식을 함께 소개하여 문제해결에 대응할 수 있도록 하였다. 또 민사소송에 대해서도 자세하게 설명하였으며 부록에는 형법과 형사소송법의 원문을 게재하여 법전 역할까지 할 수 있도록 하였다. 신국판 / 440쪽 / 12,000원

노동 관련 생활법률의 기본지식
남동희 지음

인터넷 노무 상담실을 운영하며 4만 여 건 이상의 무료 상담을 계속하고 있는 저자의 상담 사례를 통해 문답식으로 속시원하게 풀어나가는 노동 관련 생활법률 해설의 최신 결정판이다. 아울러 취업규칙 · 단체협약 · 고용보험 관련 여러 가지 서류 및 직장 내 성희롱 예방 지도 지침 등과 같은 노동 관련 양식도 곁들였다.
신국판 / 528쪽 / 14,000원

외국인 근로자 생활법률의 기본지식
남동희 지음

외국인 연수협력단의 자문위원으로 오랜 시간 실무를 접했던 저자의 경험을 바탕으로 외국인 근로자의 체류자격 및 취업자격 등 법적 문제와 법률적 지위를 상세하게 다루었다.
신국판 / 400쪽 / 12,000원

계약작성 생활법률의 기본지식
이상도 지음

법을 전공하지 않은 사람이라도 국민생활과 직결된 계약법의 기초를 이루는 핵심 기본지식을 체계적으로 쉽게 이해할 수 있도록 했으며, 간단명료한 해설과 더불어 이와 관련된 계약서 작성 예문을 상세하게 예시함으로써 실제 상황에 활용가능하게 하였다.
신국판 / 560쪽 / 14,500원

지적재산 생활법률의 기본지식
이상도 · 조의제 공저

현대 산업사회에서 중요시되고 있는 특허, 실용신안, 의장, 상표, 저작권, 컴퓨터프로그램저작권 등 지적재산의 모든 것을 체계화하여 한 권으로 요약하였다. 아울러 지적재산 전체를 통틀어 다루되 상호 연관적으로 해설하여 실무에 직접 활용할 수 있도록 하였다.
신국판 / 496쪽 / 14,000원

부당노동행위와 부당해고 생활법률의 기본지식
박영수 지음

노사관계 이슈 중에서 주요 핵심사항인 부당노동행위와 정리해고 · 징계해고를 중심으로 간단 명료한 해설과 더불어 대법원 판례, 노동위원회에 의한 구제절차, 소송절차 및 노동부 업무처리지침을 소개하여 실질적인 도움이 되도록 하였다.
신국판 / 432쪽 / 14,000원

주택 · 상가임대차 생활법률의 기본지식

김운용 지음

전세업자들이 보증금 반환소송이나 민사소송, 경매절차까지의 모든 기본적인 흐름을 알 수 있도록 인터넷을 통한 실제 법률 상담을 전격 수록하였다. 이 책을 통하여 사전 분쟁을 막고 많은 시간과 비용 및 정신적 고통까지 당하는 소송이나 강제집행의 단계에 이르지 않고 문제 해결을 할 수 있도록 하였다.
신국판 / 480쪽 / 14,000원

하도급거래 생활법률의 기본지식

김진홍 지음

경제적 약자인 하도급업자를 위하여 하도급거래 관련 필수적인 법률사안들을 쉽게 해설함과 동시에 실무에 필요한 12가지 하도급표준계약서를 소개하여 공정한 하도급거래의 법률자문역할을 할 수 있도록 하였다.　신국판 / 440쪽 / 14,000원

이혼소송과 재산분할 생활법률의 기본지식

박동섭 지음

이혼과 관련하여 해결해야 할 법률문제들을 저자의 실무경험을 바탕으로 명쾌하게 해설하였다. 아울러 약혼이나 사실혼파기로 인한 위자료문제도 함께 다루어 가정문제로 고민하는 사람들에게 길잡이가 되도록 하였다.　신국판 / 460쪽 / 14,000원

부동산등기 생활법률의 기본지식

정상태 지음

등기를 하지 않으면 어떤 위험이 따르고, 등기를 하면 어떤 효력이 생기는가! 등기신청은 어떻게 하며, 필요한 서류는 무엇이고, 등기 종류에는 어떤 것들이 있는가 등 부동산등기 전반에 걸쳐 일반인이 꼭 알아야 할 법률상식을 간추려 간단, 명료하게 해설하였다.
신국판 / 456쪽 / 14,000원

기업경영 생활법률의 기본지식

안동섭 지음

사업을 구상하고 있는 사람이나 현재 경영하고 있는 사람 및 관리실무자에게 필요한 법률을 체계적으로 알려줌으로써 성공적인 기업 경영자의 비전을 제시해준다. 또한 관련 법률서식과 서식작성 예문도 함께 소개하였다.　신국판 / 466쪽 / 14,000원

교통사고 생활법률의 기본지식

박정무 · 전병찬 공저

교통사고 관련 법률문제를 몰라 당황한 나머지 억울하게 피해를 보는 사람들이 많은 점을 고려하여 사고당사자가 쉽게 응용할 수 있도록 단계별 해결책을 제시함과 동시에 사고유형별 Q&A를 통하여 상세한 법률자문 역할을 하였다.　신국판 / 480쪽 / 14,000원

소송서식 생활법률의 기본지식

김대환 지음

일상생활과 밀접한 소송서식을 중심으로 소장작성부터 판결을 받을 때까지 그 절차마다 법원에 제출하는 순위에 따라 그 서식작성 요령을 서식마다 항목별로 자세하게 설명하였다. 실제 "소장 작성례"를 예시하고 주요 항목마다 번호를 붙여 그에 따른 작성요령을 소장말미에 기재함으로써 독자 스스로 소송을 하는 데 실질적인 도움이 되도록 하였다.　신국판 / 480쪽 / 14,000원

호적 · 가사소송 생활법률의 기본지식

정주수 지음

모든 국민은 호적신고에 따라 그 신분관계의 발생 · 변경 · 소멸의 효력이 발생한다. 이 책은 개명, 성 · 본 창설, 취적절차 및 법원의 허가 및 판결에 의한 호적정정절차, 친권 · 후견절차, 실종선고 · 부재선고절차에 이르기까지 상세한 해설과 함께 신고서식 작성요령과 구비할 서류 및 재판절차에 대하여 자세히 설명하였다.
신국판 / 516쪽 / 14,000원

상속과 세금 생활법률의 기본지식

박동섭 지음

지금 우리 주위에 상속을 둘러싸고 형제간, 부모자식간에 다툼이 갈등이 있는 경우를 심심치 않게 본다. 이럴 때 상속재산분할, 상속회복청구, 유류분반환청구, 상속세부과처분취소 등 상속관련 사건들을 해결하는 데 도움이 되도록 상속법과 상속세법을 상세하게 함께 수록.　신국판 / 480쪽 / 14,000원

담보 · 보증 생활법률의 기본지식

류창호 지음

살아가다 보면 내가 돈을 빌리기 위해 또는 다른 사람이 돈을 빌리기 위해 담보를 제공하거나 보증을 서는 일이 비일비재하다. 이렇게 담보를 제공하거나 보증을 섰는데 문제가 생겼을 때의 해결방법을 법조항 설명과 함께 실례를 실어 알아 본다.
신국판 / 436쪽 / 14,000원

처　세

성공적인 삶을 추구하는 여성들에게 우먼파워

조안 커너 · 모이라 레이너 공저, 지창영 옮김

사회의 여성을 향한 냉대와 편견의 벽을 깨뜨리고 성공적인 삶을 이루려는 여성들이 갖추어야 할 자세 및 삶의 이정표 제시!!
신국판 / 352쪽 / 8,800원

聽 이익이 되는 말 話 손해가 되는 말

우메시마 미요 지음 · 정성호 옮김

상호 교류감이 있는 대화가 인생과 비즈니스를 성공으로 이끈다. 직장이나 집안에서 언제나 주고받는 일상의 화제를 모아 실음으로써 대화의 참의미를 깨닫고 비즈니스를 성공적으로 이끌기 위한 대화술을 키우는 방법 제시!!　신국판 / 304쪽 / 9,000원

성공하는 사람들의 화술테크닉

민영욱 지음

개인간의 사적인 대화에서부터 대중을 위한 공적인 강연에 이르기까지 어떻게 말하고 어떻게 스피치를 할 것인가에 관한 지침서. 자신의 경험을 바탕으로 한 이론을 통해 화술이 부족해서 사회에 적응하지 못하는 사람들에게 길라잡이가 된다.
신국판 / 320쪽 / 9,500원

부자들의 생활습관 가난한 사람들의 생활습관

다케우치 야스오 지음 · 홍영의 옮김

경제학의 발상을 기본으로 하여 사람들이 살아가면서 생활에서 생각해 볼 수 있는 이익을 보는 생활습관과 손해를 보는 생활습관을

수록, 독자 자신에게 맞는 생활습관의 기본 전략을 설계할 수 있도록 제시. 신국판 / 320쪽 / 9,800원

코끼리 귀를 당긴 원숭이-히딩크식 창의력을 배우자
강충인 지음

코끼리와 원숭이의 우화를 히딩크의 창조적 경영기법과 리더십에 대비하여 자기혁신, 기업혁신을 꾀하는 창의력 개발법을 제시.
신국판 / 208쪽 / 8,500원

성공하려면 유머와 위트로 무장하라
민영욱 지음

21세기에 들어 새로운 추세를 형성하고 있는 말 잘하기. 이러한 추세에 맞추어 현재 스피치 강사로 활약하고 있는 저자가 말을 잘하는 방법과 유머와 위트를 만들고 즐기는 방법을 제시한다.
신국판 / 292쪽 / 9,000원

명 상

명상으로 얻는 깨달음
달라이 라마 지음 · 지창영 옮김

티베트의 정신적 지도자이자 실질적 지도자인 달라이 라마의 수많은 가르침 가운데 현대인에게 필요해지고 있는 인내에 대해 문답형으로 풀어놓았다. 달라이 라마와 함께 풀어보는 인내에 대한 이야기. 국판 / 320쪽 / 9,000

어 학

2진법 영어
이상도 지음

영어학습의 대혁명!!
2진법 영어의 비결을 통해서 기존 영어학습 방법의 단점을 말끔히 해소시켜 주는 최초로 공개되는 고효율 영어학습 방법. 적은 시간을 투자하여 영어의 모든 것을 획기적으로 향상시킬 수 있는 비법을 제시한다. 4 · 6배판 변형 / 328쪽 / 13,000원

한 방으로 끝내는 영어
고제윤 지음

일상생활에서의 이야기를 바탕으로 하는 영어강의로 영어문법은 재미없고 지루하다고 생각하는 이 땅의 모든 사람들의 상식을 깨면서 학습 효과를 높이기 위한 공부방법을 제시하는 새로운 영어학습서. 이 책으로 영어문법을 마스터하여 영어의 벽을 뛰어넘도록 하자. 신국판 / 316쪽 / 9,800원

한 방으로 끝내는 영단어
김승엽 지음 / 김수경 · 카렌다 감수

일상생활에서 우리가 무심코 던지는 영어 한마디가 당신의 영어수준을 드러낸다는 사실을 깨닫게 하는 영어 실용서. 풍부한 예문을 통해 참영어를 배우겠다는 사람, 무역업이나 관광 안내업에 종사하는 사람, 영어권 나라로 이민을 가려는 사람들에게 많은 도움을 줄 것이다. 4 · 6배판 변형 / 236쪽 / 9,800원

테마별 고사성어로 익히는 한자
김경익 지음

세글자, 네글자로 이루어진 고사성어를 통해 실용한자를 익히고 성어 속에 담긴 의미도 오늘에 맞게 재해석 해보는 한자 학습서
4 · 6배판 변형 / 248쪽 / 9,800원

해도해도 안 되던 영어회화 하루에 30분씩 90일이면 끝낸다
Carrot Korea 편집부 지음

온라인과 오프라인을 넘나들면서 영어학습자들의 각광을 받고 있는 린다의 현지 생활 영어 수록. 교과서에서 배울 수 없었던 생생한 실생활 영어를 90일 학습으로 모두 끝낼 수 있다.
4 · 6배판 변형 / 256쪽 / 11,000원

바로 활용할 수 있는 기초생활영어
김수경 지음

다양한 상황에 대처할 수 있도록 인사나 감정 표현, 전화나 교통, 장소 및 기타 여러 사항에 관한 기초생활영어를 총망라.
신국판 / 240쪽 / 10,000원

영어회화3000(강규형)　　　　**영어로 배우는 중국어(김승엽)**

스포츠

수열이의 브라질 축구 탐방 삼바 축구, 그들은 강하다
이수열 지음

축구에 대한 관심만으로 각 나라의 축구팀, 특히 브라질 축구팀에 애정을 가지고 브라질 축구팀의 전력 및 각 선수들의 장단점을 나름대로 분석하고 연구하여 자신의 의견을 피력하고 있는 축구 길라잡이서. 신국판 / 280쪽 / 8,500원

마라톤, 그 아름다운 도전을 향하여
빌 로저스 · 프리실라 웰치 · 조 헨더슨 공저, 오인환 감수, 지창영 옮김

마라톤에 입문하고자 하는 초보 주자들을 위한 마라톤 가이드서. 올바르게 달리는 법, 음식 조절법, 달리기 전 준비운동, 주자에게 맞는 프로그램 짜기, 부상 예방법을 상세하게 설명하고 있다.
4 · 6배판 / 320쪽 / 15,000원

머리에서 발끝까지 예뻐지는
부분 다이어트

2003년 1월 6일 제1판 1쇄 인쇄
2003년 1월 15일 제1판 1쇄 발행

지은이/신상만 · 김선민
펴낸이/강선희
펴낸곳/가림출판사

등록/1992. 10. 6. 제4-191호
주소/서울시 광진구 구의동 57-71 부원빌딩 4층
대표전화/458-6451   팩스/458-6450
홈페이지 http://www.galim.co.kr
e-mail   galim@galim.co.kr

값 11,000원

ⓒ 신상만 · 김선민, 2003

저자와의 협의하에 인지를 생략합니다.
무단 복제 · 전재를 절대 금합니다.

ISBN 89-7895-124-4 13510